全国高职高专食品类、保健品开发与管理专业"十三五"规划教材

（供食品营养与检测、食品质量与安全专业用）

人体生理学基础

主　　编　贺　伟　李　峰

副 主 编　李振新　张晓丽　赵艳芝　潘伟男

编　　者　（以姓氏笔画为序）

于洪江（白城医学高等专科学校）

李　峰（皖西卫生职业学院）

李振新（山东药品食品职业学院）

周　华（安徽医学高等专科学校）

张晓丽（北京卫生职业学院）

张　莉（皖西卫生职业学院）

贺　伟（长春医学高等专科学校）

赵艳芝（首都医科大学燕京医学院）

唐　红（长春医学高等专科学校）

姚丹丹（广州卫生职业技术学院）

续　飞（山东医药技师学院）

潘伟男（湖南食品药品职业学院）

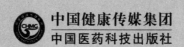

中国健康传媒集团

中国医药科技出版社

内容提要

本教材为"全国高职高专食品类、保健品开发与管理专业'十三五'规划教材"之一,系根据本套教材的编写指导思想和原则要求,结合专业培养目标和本课程的教学目标、内容与任务要求编写而成。本教材具有专业针对性强、紧密结合新时代行业要求和社会用人需求、与职业技能鉴定相对接等特点。内容主要包括人体生理学基础的研究内容、人体生命活动的基本特征、人体功能活动的调节、细胞的基本功能、血液的组成及理化特性、能量代谢与体温等方面的知识以及血液循环、呼吸、消化、泌尿、神经和内分泌的主要生理功能。本教材为书网融合教材,即纸质教材有机融合电子教材、教学配套资源(PPT、微课、视频、图片等)、题库系统、数字化教学服务(在线教学、在线作业、在线考试)。

本教材主要供高职高专食品营养与检测、食品质量与安全专业的教学用书,也可供相关专业的师生、食品行业人员和食品知识爱好者阅读和参考。

图书在版编目(CIP)数据

人体生理学基础 / 贺伟,李峰主编. —北京:中国医药科技出版社,2019.1

全国高职高专食品类、保健品开发与管理专业"十三五"规划教材

ISBN 978 - 7 - 5214 - 0600 - 9

Ⅰ.①人…　Ⅱ.①贺…　②李…　Ⅲ.①人体生理学 - 高等职业教育 - 教材　Ⅳ.①R33

中国版本图书馆 CIP 数据核字(2018)第 273568 号

美术编辑　陈君杞
版式设计　南博文化

出版　**中国健康传媒集团** | 中国医药科技出版社

地址　北京市海淀区文慧园北路甲 22 号

邮编　100082

电话　发行:010 - 62227427　邮购:010 - 62236938

网址　www.cmstp.com

规格　889 × 1194mm ¹⁄₁₆

印张　11

字数　232 千字

版次　2019 年 1 月第 1 版

印次　2023 年 8 月第 3 次印刷

印刷　三河市万龙印装有限公司

经销　全国各地新华书店

书号　ISBN 978 - 7 - 5214 - 0600 - 9

定价　**28.00 元**

获取新书信息、投稿、为图书纠错,请扫码联系我们。

数字化教材编委会

主　编　贺　伟　李　峰
副主编　赵艳芝　唐　红　周　华
编　者　（以姓氏笔画为序）
　　　　于洪江（白城医学高等专科学校）
　　　　李　峰（皖西卫生职业学院）
　　　　李振新（山东药品食品职业学院）
　　　　周　华（安徽医学高等专科学校）
　　　　张晓丽（北京卫生职业学院）
　　　　张　莉（皖西卫生职业学院）
　　　　贺　伟（长春医学高等专科学校）
　　　　赵艳芝（首都医科大学燕京医学院）
　　　　唐　红（长春医学高等专科学校）
　　　　姚丹丹（广州卫生职业技术学院）
　　　　高　玲（长春医学高等专科学校）
　　　　续　飞（山东医药技师学院）
　　　　潘伟男（湖南食品药品职业学院）

出版说明

为深入贯彻落实《国家中长期教育改革发展规划纲要（2010—2020年）》和《教育部关于全面提高高等职业教育教学质量的若干意见》等文件精神，不断推动职业教育教学改革，推进信息技术与职业教育融合，对接职业岗位的需求，强化职业能力培养，体现"工学结合"特色，教材内容与形式及呈现方式更加切合现代职业教育需求，以培养高素质技术技能型人才，在教育部、国家药品监督管理局的支持下，在本套教材建设指导委员会专家的指导和顶层设计下，中国医药科技出版社组织全国120余所高职高专院校240余名专家、教师历时近1年精心编撰了"全国高职高专食品类、保健品开发与管理专业'十三五'规划教材"，该套教材即将付梓出版。

本套教材包括高职高专食品类、保健品开发与管理专业理论课程主干教材共计24门，主要供食品营养与检测、食品质量与安全、保健品开发与管理专业教学使用。

本套教材定位清晰、特色鲜明，主要体现在以下方面。

一、定位准确，体现教改精神及职教特色

教材编写专业定位准确，职教特色鲜明，各学科的知识系统、实用。以高职高专食品类、保健品开发与管理专业的人才培养目标为导向，以职业能力的培养为根本，突出了"能力本位"和"就业导向"的特色，以满足岗位需要、学教需要、社会需要，满足培养高素质技术技能型人才的需要。

二、适应行业发展，与时俱进构建教材内容

教材内容紧密结合新时代行业要求和社会用人需求，与职业技能鉴定相对接，吸收行业发展的新知识、新技术、新方法，体现了学科发展前沿、适当拓展知识面，为学生后续发展奠定了必要的基础。

三、遵循教材规律，注重"三基""五性"

遵循教材编写的规律，坚持理论知识"必需、够用"为度的原则，体现"三基""五性""三特定"。结合高职高专教育模式发展中的多样性，在充分体现科学性、思想性、先进性的基础上，教材建设考虑了其全国范围的代表性和适用性，兼顾不同院校学生的需求，满足多数院校的教学需要。

四、创新编写模式，增强教材可读性

体现"工学结合"特色，凡适当的科目均采用"项目引领、任务驱动"的编写模式，设置"知识目标""思考题"等模块，在不影响教材主体内容基础上适当设计了"知识链接""案例导入"等模块，以培养学生理论联系实际以及分析问题和解决问题的能力，增强了教材的实用性和可读性，从而培养学生学习的积极性和主动性。

五、书网融合，使教与学更便捷、更轻松

全套教材为书网融合教材，即纸质教材与数字教材、配套教学资源、题库系统、数字化教学服务有机融合。通过"一书一码"的强关联，为读者提供全免费增值服务。按教材封底的提示激活教材后，读者可通过电脑、手机阅读电子教材和配套课程资源（PPT、微课、视频、动画、图片、文本等），并可在线进行同步练习，实时反馈答案和解析。同时，读者也可以直接扫描书中二维码，阅读与教材内容关联的课程资源（"扫码学一学"，轻松学习PPT课件；"扫码看一看"，即刻浏览微课、视频等教学资源；"扫码练一练"，随时做题检测学习效果），从而丰富学习体验，使学习更便捷。教师可通过电脑在线创建课程，与学生互动，开展布置和批改作业、在线组织考试、讨论与答疑等教学活动，学生通过电脑、手机均可实现在线作业、在线考试，提升学习效率，使教与学更轻松。

编写出版本套高质量教材，得到了全国知名专家的精心指导和各有关院校领导与编者的大力支持，在此一并表示衷心感谢。出版发行本套教材，希望受到广大师生欢迎，并在教学中积极使用本套教材和提出宝贵意见，以便修订完善，共同打造精品教材，为促进我国高职高专食品类、保健品开发与管理专业教育教学改革和人才培养做出积极贡献。

中国医药科技出版社

2019年1月

全国高职高专食品类、保健品开发与管理专业"十三五"规划教材

建设指导委员会

主 任 委 员　　逯家富（长春职业技术学院）

常务副主任委员　　翟玮玮（江苏食品药品职业技术学院）

　　　　　　　　　贾　强（山东药品食品职业学院）

　　　　　　　　　沈　力（重庆三峡医药高等专科学校）

　　　　　　　　　方士英（皖西卫生职业学院）

　　　　　　　　　吴昌标（福建生物工程职业技术学院）

副 主 任 委 员　　（以姓氏笔画为序）

　　　　　　　　　丁建军（辽宁现代服务职业技术学院）

　　　　　　　　　王　飞（漯河医学高等专科学校）

　　　　　　　　　王冯粤（黑龙江生物科技职业学院）

　　　　　　　　　毛小明（安庆医药高等专科学校）

　　　　　　　　　巩　健（淄博职业学院）

　　　　　　　　　孙　莹（长春医学高等专科学校）

　　　　　　　　　杨天英（山西轻工职业技术学院）

　　　　　　　　　李　莹（武汉软件工程职业学院）

　　　　　　　　　何　雄（浙江医药高等专科学校）

　　　　　　　　　张榕欣（茂名职业技术学院）

　　　　　　　　　胡雪琴（重庆医药高等专科学校）

　　　　　　　　　贾　强（广州城市职业学院）

　　　　　　　　　倪　峰（福建卫生职业技术学院）

　　　　　　　　　童　斌（江苏农林职业技术学院）

　　　　　　　　　蔡翠芳（山西药科职业学院）

　　　　　　　　　廖湘萍（湖北轻工职业技术学院）

委　　　　员　（以姓氏笔画为序）

王　丹（长春医学高等专科学校）

王　磊（长春职业技术学院）

王文祥（福建医科大学）

王俊全（天津天狮学院）

王淑艳（包头轻工职业技术学院）

车云波（黑龙江生物科技职业学院）

牛红云（黑龙江农垦职业学院）

边亚娟（黑龙江生物科技职业学院）

曲畅游（山东药品食品职业学院）

伟　宁（辽宁现代服务职业技术学院）

刘　岩（山东药品食品职业学院）

刘　影（茂名职业技术学院）

刘志红（长春医学高等专科学校）

刘春娟（吉林省经济管理干部学院）

刘婷婷（安庆医药高等专科学校）

江津津（广州城市职业学院）

孙　强（黑龙江农垦职业学院）

孙金才（浙江医药高等专科学校）

杜秀虹（玉溪农业职业技术学院）

杨玉红（鹤壁职业技术学院）

杨兆艳（山西药科职业学院）

杨柳清（重庆三峡医药高等专科学校）

李　宏（福建卫生职业技术学院）

李　峰（皖西卫生职业学院）

李时菊（湖南食品药品职业学院）

李宝玉（广东农工商职业技术学院）

李晓华（新疆石河子职业技术学院）

吴美香（湖南食品药品职业学院）

张　挺（广州城市职业学院）

张　谦（重庆医药高等专科学校）

张　镝（长春医学高等专科学校）

张迅捷（福建生物工程职业技术学院）

张宝勇（重庆医药高等专科学校）

陈　瑛（重庆三峡医药高等专科学校）

陈铭中（阳江职业技术学院）

陈梁军（福建生物工程职业技术学院）

林　真（福建生物工程职业技术学院）

欧阳卉（湖南食品药品职业学院）

周鸿燕（济源职业技术学院）

赵　琼（重庆医药高等专科学校）

赵　强（山东商务职业学院）

赵永敢（漯河医学高等专科学校）

赵冠里（广东食品药品职业学院）

钟旭美（阳江职业技术学院）

姜力源（山东药品食品职业学院）

洪文龙（江苏农林职业技术学院）

祝战斌（杨凌职业技术学院）

贺　伟（长春医学高等专科学校）

袁　忠（华南理工大学）

原克波（山东药品食品职业学院）

高江原（重庆医药高等专科学校）

黄建凡（福建卫生职业技术学院）

董会钰（山东药品食品职业学院）

谢小花（滁州职业技术学院）

裴爱田（淄博职业学院）

前言

QIANYAN

民以食为天，食品营养与检测、食品质量与安全是关系到国计民生的大事。因此，中国医药科技出版社组织全国相关高职院校的专家及骨干教师，对专业课程设置进行了充分的调研，并在此基础上组织人员编写了供高职高专食品营养与检测、食品质量与安全专业使用的系列教材，《人体生理学基础》是该系列教材之一。

人体生理学基础主要研究正常人体生命活动及其发生规律。人体生理学基础是食品营养与检测、食品质量与安全专业课的先导课。本教材在编写过程中，既注重该课程在食品营养与检测、食品质量与安全专业教学中的实用性和适用性，又注重高职高专学生的学习能力和特点，目的是使学生通过学习人体生理学基础方面的知识，能够在后续相关专业课的学习中，更好地理解食品营养与检测、食品质量与安全对人体的生命活动及健康所产生的影响。

本教材的主要特点之一是设置了"知识目标和能力目标""案例讨论""知识拓展""思考题"四个版块，其中"知识和能力目标"和"思考题"为每章必设的两个版块，而"案例讨论"和"拓展阅读"则为教材中随机设置的两个版块。"知识目标和能力目标"，可以使学生明确每章的教学重点及所应具备的能力；"思考题"主要是检测学生对教学目标的理解和掌握情况；"案例讨论"主要是使学生学会运用所学知识分析解决生活或工作中的实际问题，达到学以致用、学有所用的目的；"知识拓展"穿插在教材中，以丰富教学内容。

本套教材的主要特点之二是配有相应的数字资源内容，如 PPT、练习题、微课等，为学生及教师的学习或使用提供在线学习帮助。

本教材的特点之三是内容增加了适量、必要的人体解剖学知识，从而使学生能更好地学习、理解和掌握人体生理功能方面的知识。

本教材由贺伟、李峰承担主编。具体编写分工为：第一章由贺伟编写，第二章由唐红编写，第三章由李振新编写，第四章由周华、潘伟男共同编写，第五章由姚丹丹编写，第六章由贺伟编写，第七章由于洪江编写，第八章由赵艳芝编写，第九章由张晓丽、续飞共同编写，第十章由李峰、张莉共同编写。

本教材在编写过程中，受到出版社、各院校领导及参编教师的大力支持，在此深表感谢。由于编者水平有限，在编写中难免存在不足，请大家在使用过程中将发现的问题及时反馈给我们，以帮助我们进一步修订和完善。

编　者
2019 年 1 月

目录
MULU

第一章　绪　论

第一节　概　述

一、人体生理学基础的研究内容

人体生理学基础主要是研究正常人体生命活动及其规律的科学。其研究对象是正常人，研究内容主要包括正常人体功能及这些功能的发生规律和影响因素。

人体生理学的研究主要从整体水平、器官系统水平和细胞子水平三个层面进行。学习人体生理学要树立人体功能和结构统一、局部和整体统一、人体与环境统一的观点，使学习者更好地认识、理解、掌握和应用人体生理学基础方面的知识。

二、人体生理学基础与食品营养与检测、食品质量与安全专业的关系

民以食为天，食品营养、食品质量是关系到国计民生的大事。人体生理学基础是食品营养与检测、食品质量与安全专业的先导课，学习掌握人体生理学基础知识，目的是使学生认识正常的人体功能，并在后续相关专业课的学习中，更好地理解食品营养与人体功能及健康之间的关系，更好地认识食品营养、食品质量对人体功能及健康的影响，从而更加重视食品营养与检测以及食品质量与安全的重要性。

第二节　人体生命活动的基本特征

生命是物质的。当物质具备以下四个基本特征，即新陈代谢、兴奋性、适应性和生殖，就具有了生命。新陈代谢是生命活动最基本的特征，其他生命活动特征都是在新陈代谢的

扫码"学一学"

基础上产生的。

一、新陈代谢

人体与环境进行物质交换、能量交换以实现自我更新的过程称为新陈代谢。组织细胞从环境中摄取 O_2 和营养物质合成自身成分的过程，称为合成代谢（同化）；组织细胞分解自身成分并将代谢产物从细胞排出的过程称为分解代谢（异化）。生理情况下，合成代谢与分解代谢之间保持动态平衡。新陈代谢是生命活动最基本的特征，新陈代谢一旦停止，生命活动随之消失。

📖 拓展阅读

新陈代谢

新陈代谢是生物体内全部有序化学变化的总称，其中的化学变化一般都是在酶的催化作用下进行的。其内容上可分为物质代谢和能量代谢。其方向上可分为同化作用和异化作用。各种生物的新陈代谢在生长、发育和衰老阶段是不同的。幼婴儿、青少年正在长身体的过程中，需要更多的物质来建造自身的机体，因此新陈代谢旺盛，同化作用占主导位置。到了老年、晚年，人体机能日趋退化，新陈代谢逐渐变得缓慢，同化作用与异化作用的主次关系也随之转化。动物冬眠时，虽然不吃不喝，但是新陈代谢并未停止，只不过变得非常缓慢。

二、兴奋性

兴奋性是指组织细胞对刺激发生反应的能力。

（一）刺激和反应

1. 刺激　能够引起人体组织细胞发生反应的环境变化称为刺激。根据性质不同，可将刺激分为4种类型：物理刺激（如食物的软硬度、粗糙或光滑度等）、化学刺激（如食物成分中的酸、碱、盐、添加剂等）、生物刺激（如乳酸菌、霉菌等）和社会心理刺激。

2. 反应　人体组织细胞受到刺激后产生的变化称为反应。反应分为兴奋和抑制两种形式。兴奋是指组织细胞受到刺激后，由相对静止变为活动或者是活动增强，例如饮用咖啡后心跳加快、心肌收缩力增强，即属于兴奋反应；抑制是指组织细胞受到刺激后，由活动变为相对静止或者是活动减弱，例如误食毒蘑菇后心跳减慢、心肌收缩力减弱，则属于抑制反应。兴奋和抑制二者之间是可以互相转化的，如运动时心跳加速，而运动结束后心跳减慢并逐渐恢复至正常。

（二）衡量兴奋性的指标——阈值

人体不同的组织，兴奋性高低是不同的；而同一组织在不同的条件下，其兴奋性也会发生变化。组织细胞兴奋性的高低可用阈值衡量。阈值是引起组织兴奋的最小刺激强度。阈值越高，组织对刺激的反应能力越弱、兴奋性越低；相反，阈值越低，组织对刺激的反应能力越强、兴奋性越高。由此可见：兴奋性与阈值呈反比关系，即兴奋性 $\propto 1/$阈值。刺激强度等于阈值的刺激称为阈刺激，如果刺激强度为阈刺激即可引起组织细胞兴奋，说明

扫码"看一看"

组织细胞的兴奋性正常；刺激强度高于阈值的刺激称为阈上刺激，如果需要用阈上刺激才能引起组织细胞兴奋，说明组织细胞的兴奋性低于正常；刺激强度低于阈值的刺激称为阈下刺激，如果用阈下刺激即可引起组织兴奋，说明组织细胞的兴奋性高于正常。

神经、肌肉和腺体是人体内兴奋性比较高的组织，也被称为易兴奋组织。

三、适应性

人或动物长期生活在某一特定环境中，在环境因素的作用下，自身可以逐渐形成一种特殊的、适合生存的反应方式。人体按环境变化调整自身生理功能以适应环境的能力称为适应性。例如，长期生活在高海拔地区的人，其血液中红细胞数量远远高于平原地区的人，从而提高了其血液的运氧能力，以克服高原缺氧对人体生命活动所产生的影响。

四、生殖

人类分为男性和女性，需要由两性生殖细胞结合才能产生子代个体。人体发育成熟后，能产生与自己相似的个体，这一功能称为生殖。任何机体的寿命都是有限的，通过生殖可以使生命得以延续、种族得以繁衍。

👉 **案例讨论**

> **案例**：某女性患者，在进食菠萝后数分钟即出现口唇和舌部发麻、肿胀、疼痛，经检查确诊为食物过敏所致。
>
> **问题**：1. 应用所学知识解释，该患者身体受到哪类刺激后导致上述症状的发生？
>
> 　　　　2. 应用所学刺激、反应、兴奋性等方面的知识解释为什么不是每个人食用菠萝后都会出现过敏反应？

第三节　人体与环境

一、人体与外环境

外环境包括自然环境和社会环境。外环境的变化也能对人体功能活动产生明显的影响。自然环境对人体的影响因素按其性质可分为物理因素、化学因素和生物因素。例如空气质量（包括温度、压力、湿度、纯净度等）、农药对水源和土壤的污染，都会直接或间接对人体造成比较大的刺激，人体必须或不得不做出适应性反应，然而人体对自然环境变化的适应能力是有一定限度的，如果环境因素发生过度的、人体无法适应的变化，将会导致人体发生相关疾病，甚至死亡。

"金山银山，不如绿水青山。""生态文明"的提出就是要求人们与自然要和谐相处，保护自然环境就是保护我们人类自己。

社会环境对人体的影响因素包括社会因素和心理因素两个方面。由于这二者之间存在着密切的联系，又常常称为社会心理因素。社会心理因素可以通过神经系统特别是通过大脑皮质，作用于一个或多个器官系统，使其功能活动发生改变。随着社会竞争的不断加剧，工作生活压力加大、节奏加快，紧张的工作和过度的劳累会导致情绪波动及心理失衡，并通过神经系统、内分泌系统和免疫系统引起人体功能活动发生一系列变化。目前危害人类健康的心脑血管疾病、恶性肿瘤、消化性溃疡等疾病的发生也都与社会心理因素有一定的关系。

二、内环境与稳态

（一）内环境

人体内的绝大多数细胞是不与外环境直接接触的，而是浸浴在细胞外液之中。细胞外液构成细胞的生存环境，称为内环境。细胞外液包括组织液、血浆、淋巴液、脑脊液、房水等，内环境中含量最多的细胞外液是组织液，而最重要的是血浆。

内环境对细胞的生存及维持其正常生理功能有重要意义。一方面能够为细胞的新陈代谢提供场所，如细胞代谢所需要的 O_2 和营养物质大多数只能直接从内环境中摄取，而细胞代谢产生的 CO_2 和代谢产物也只能直接排到内环境中，然后再经血液循环运送到其他组织器官被利用或运送到排泄器官被排出体外。另一方面，内环境又为细胞生存及活动提供必要的理化条件，如温度、酸碱度、渗透压、各种离子等。

（二）稳态

维持内环境理化性质相对恒定的状态，称为稳态。稳态的含义：其一是指细胞外液的理化性质如温度、渗透压、酸碱度、各种离子浓度等要经常保持相对恒定，不随外环境的变化而发生明显波动，例如自然环境（外环境）的温度可随季节的更替而发生较大幅度的变化，但正常人的体温总是恒定在37℃左右，变化范围不会超过1℃；其二是指这个恒定的状态不是绝对的，而是在一定范围内波动变化的动态平衡。目前，稳态已经泛指从细胞到人体功能的相对恒定状态。

第四节　人体功能的调节

一、人体功能的调节方式

人体所处的内、外环境总是在发生变化，而人体需要在神经调节、体液调节和自身调节的控制下对环境变化做出及时、准确的反应。

（一）神经调节

神经调节是指神经系统通过神经纤维的联系对其所支配的组织器官进行的调节。神经调节的基本方式是反射。反射是指在中枢神经系统参与下，人体对刺激产生的规律性应答反应。反射的结构基础是反射弧，由 5 个部分组成：感受器、传入神经、中枢、传出神经和效应器。感受器是感受刺激的结

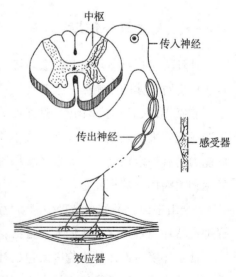

图1-1　反射弧结构示意图

构或装置；传入神经是把感受器编码的电信号传到中枢的神经；中枢可对接收到的电信号进行整合分析；传出神经是把中枢的"指令"传到效应器的神经；效应器是应答反应的执行器官。

人体的反射活动是按着反射弧顺序进行的，反射弧任何一个环节受到损坏，反射活动都会受到影响或是消失。

神经调节的特点是速度快、作用精确、持续时间短暂。

（二）体液调节

体液中的化学物质通过体液途径运送到靶细胞、靶组织和靶器官并对其活动进行的调节，称为体液调节。体液中的化学物质包括激素、代谢产物（如乳酸、CO_2）等，其中最主要的是激素，接受激素调节的细胞、组织和器官分别称为靶细胞、靶组织和靶器官。体液途径指血液循环、淋巴循环、组织液循环、脑脊液循环、房水循环等，其中最重要的体液途径是血液循环。

体液调节的特点是速度慢、作用范围广、持续时间较长。

（三）自身调节

组织细胞在不依赖神经调节和体液调节的情况下，对刺激自动产生适应性的变化称为自身调节。当血压在一定范围内波动时，肾血流量能够保持相对恒定主要是通过自身调节作用实现的。

自身调节的特点是调节幅度小、灵敏度较低。

以上三种调节方式各具特点（表1-1），大多数组织器官活动以神经调节和体液调节为主；但少数组织器官活动以自身调节为主。

表1-1 人体功能的调节方式及特点

调节方式	调节特点
神经调节	速度快、作用精确、持续时间短暂
体液调节	速度慢、作用范围广、持续时间较长
自身调节	幅度小、灵敏度较低

二、人体功能调节中的自动控制——反馈

神经调节和体液调节是人体内两种重要的调节机制。在神经调节和体液调节机制中存在着反馈系统。反馈是指受控部分通过反馈信息调节控制部分活动的过程，分为负反馈和正反馈两种类型。

（一）负反馈

负反馈是指受控部分通过反馈信息使控制部分活动减弱的调节过程。也就是说，当某种生理活动增强时，可通过负反馈调节的加强使该生理活动减弱；而当某种生理活动减弱时，则通过负反馈调节的减弱使该生理活动增强。负反馈在人体功能的调节过程中普遍存在，其主要意义是维持稳态。

（二）正反馈

正反馈是指受控部分通过反馈信息使控制部分活动增强的调节过程。也就是说通过正

反馈使该项生理过程持续加强。人体的分娩、血液凝固、排尿反射、射精反射等过程都存在着正反馈调节机制。正反馈在人体功能的调节过程中存在较少，其意义是使人体内的某一过程一旦发生，在短时间内迅速加强直到最大的反应程度，以使这一过程尽快地完成或终止。

本章小结

1. 生命活动的基本特征有新陈代谢、兴奋性、适应性和生殖。新陈代谢是生命活动最基本的特征。

2. 兴奋性是组织细胞对刺激发生反应的能力或特性；衡量兴奋性高低的指标是阈值；兴奋性的高低与阈值呈反比关系。

3. 内环境是细胞外液构成的细胞生存环境。最重要的内环境是血浆。内环境要维持稳态。

4. 人体功能的调节方式有神经调节、体液调节和自身调节，其特点参见表 1-1。

5. 人体内普遍存在的反馈是负反馈，其意义是维持稳态。

? 思考题

1. 人体生命活动的基本特征是什么？举例说明生命活动最基本的特征。

2. 兴奋性的高低用哪一指标衡量？它与兴奋的关系是什么？

3. 内环境稳态的主要生理意义。

4. 人体功能的调节方式及主要调节特点。

5. 反馈的类型及主要生理意义。

扫码"练一练"

（贺 伟）

第二章 细胞的基本功能

细胞是人体的基本结构和功能单位。人体的各种生理活动是在细胞功能基础上进行的。因此，了解细胞的基本功能，对更好地理解和掌握人体各组成部分的功能是十分重要的。

第一节 细胞物质转运功能

扫码"学一学"

细胞在新陈代谢过程中所需的营养物质和细胞代谢的产物，都必须跨越细胞膜这一屏障。细胞在新陈代谢过程中需要不断选择性地摄入和排出多种多样的物质，这些物质的跨膜转运途径是：脂溶性小分子物质可通过物理扩散透过细胞膜；水溶性小分子物质和带电离子需要借助于一系列相关膜蛋白的介导来完成转运；大分子物质或物质颗粒则通过细胞膜的变形运动转运进出细胞。根据物质通过细胞膜是否消耗能量及进出细胞膜的方式，物质跨膜转运功能可以分成被动转运、主动转运及入胞和出胞三种形式。

一、小分子物质和离子的转运

（一）单纯扩散

单纯扩散是脂溶性小分子物质由细胞膜高浓度一侧向低浓度一侧跨膜转运的过程。由于细胞膜的基架是脂质双分子层，因而只有脂溶性物质才能以单纯扩散的方式通过细胞膜。如 CO_2、O_2 等气体分子，属于脂溶性物质，因而可以靠各自的浓度差以单纯扩散的形式通过细胞膜或肺泡膜。单纯扩散的量和速度取决于膜两侧物质的浓度差和膜对该物质的通透性。

（二）易化扩散

水溶性的小分子物质或离子，在特殊膜蛋白质的帮助下，由细胞膜高浓度一侧向低浓度一侧跨膜转运的过程叫作易化扩散，根据膜蛋白的作用和形态不同，将易化扩散分为载体易化扩散和通道易化扩散。

1. 载体易化扩散　通过细胞膜载体蛋白的帮助完成的易化扩散，称为载体易化扩散。载体把物质由高浓度的一侧转运到浓度低的另一侧后，载体与被转运物质分离并恢复其原来的构型（图 2 - 1）。如小肠上皮细胞中葡萄糖和氨基酸从细胞基底面进入血液，血液中葡萄糖进入红细胞等过程都属于易化扩散。载体易化扩散具有以下特点：①特异性。即某种载体只选择性地与某种物质特异性结合，如转运葡萄糖的载体只能与葡萄糖结合进行易化扩散，而转运氨基酸的载体只能与氨基酸结合进行易化扩散。②饱和现象。由于膜上载体数量或载体上与该物质结合的位点数目有限，如果易化扩散的物质浓度过高，超过相应膜载体结合位点的数量，即使再增加易化扩散物质的浓度，转运量不会继续增加。③竞争性抑制。如果某一膜载体对结构相似的 A、B 两种物质都有转运能力，那么在环境中增加 B 物质将会减弱此载体对 A 物质的转运能力，其主要原因是一定数量的载体或其结合位点被 B 物质占据的结果。

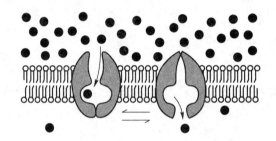

图 2 - 1　载体易化扩散转运机制示意图

2. 通道易化扩散　通过细胞膜通道蛋白的帮助完成的易化扩散，称为通道易化扩散。通道蛋白质就像贯通细胞膜并带有闸门装置的一条管道，在一定条件下迅速开放（激活）或关闭（失活）。开放时，物质从细胞膜的高浓度一侧向低浓度一侧移动；关闭时，虽然膜两侧存在浓度差或电位差，物质也不能通过细胞膜（图 2 - 2）。离子通道具有两种重要特性：离子选择性和门控特性。根据膜通道易化扩散的离子不同，将其分为 Na^+ 通道、K^+ 通道、Ca^{2+} 通道、Cl^- 通道等。根据控制膜通道开放与关闭的因素不同，将通道分为两类：①化学门控通道。通过细胞外液中某种递质、激素或 Ca^{2+} 浓度等化学物质改变来控制通道的开或关，这种通道主要分布在神经细胞的突触后膜和骨骼肌细胞终板膜上。②电压门控通道。由细胞膜两侧电位差改变控制其开或关。当膜两侧电位差变化至某一临界值时，通道蛋白质分子的结构发生变化，允许某物质从通道通过，该物质即可顺浓度差移动。如 Na^+ 通道、K^+ 通道、Ca^{2+} 通道等，主要分布在神经纤维和肌细胞膜中，是可兴奋性细胞产生生物电的基础。

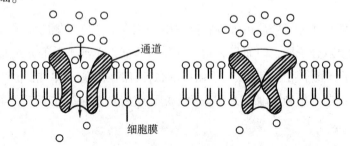

图 2 - 2　通道易化扩散的转运机制示意图

在单纯扩散和易化扩散过程中，被转运物质都是顺着浓度差或电位差跨膜移动的，其转运动力是来自高浓度溶液中所蕴含的势能贮备，不需要消耗细胞代谢产生的能量（ATP）。因此，单纯扩散和易化扩散属于被动转运。

（三）主动转运

主动转运是通过细胞膜离子泵的作用，将物质由细胞膜的低浓度、低电位一侧转运到细胞膜高浓度、高电位一侧的过程。这种逆浓度差的转运方式就像"水泵"泵水一样，因此主动转运也称为"泵"转运。离子泵是一种特殊的膜蛋白，具有ATP酶的功能。在哺乳动物细胞膜上普遍存在的离子泵是钠 – 钾泵（简称钠泵），也称 $Na^+ - K^+ - ATP$ 酶，此外还有钙泵、碘泵等。细胞代谢产生的能量，1/3 以上用于维持钠泵活动，钠泵每分解 1 分子ATP，可将 3 个 Na^+ 移至细胞外，同时将 2 个 K^+ 移入细胞内。由于钠泵的活动，在安静状态下细胞内液 K^+ 浓度为细胞外液 K^+ 浓度的 30 倍，而细胞外液 Na^+ 浓度为细胞内液 Na^+ 浓度的 10~12 倍，当细胞内液 Na^+ 浓度升高或细胞外液 K^+ 浓度升高时，都可激活钠泵，将 Na^+ 逆着浓度差移至膜外、将 K^+ 逆着浓度差移入膜内，恢复到安静状态下细胞内液与细胞外液中 Na^+ 和 K^+ 的浓度分布（图 2 – 3）。

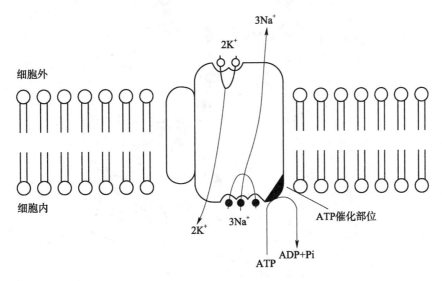

图 2 – 3　钠泵主动转运示意图

钠泵活动造成的细胞内高 K^+、细胞外高 Na^+ 状态具有重要的生理意义：①是细胞产生生物电的重要条件；②细胞内高 K^+ 是细胞内代谢反应的需要，如核糖体合成蛋白质的过程需要在高 K^+ 环境中完成；③降低细胞内 Na^+ 浓度，防止细胞内渗透压过高，以避免过多水分子进入细胞内，维持细胞的正常容积及正常形态；④Na^+ 在膜两侧的浓度差是继发性主动转运（如葡萄糖、氨基酸等物质在肾小管、消化管的吸收过程）的动力，也是细胞内外进行 $Na^+ - H^+$ 交换、$Na^+ - K^+$ 交换、$Na^+ - Ca^{2+}$ 交换的动力。

继发性主动转运通常是由一种称为转运体的膜蛋白利用细胞膜两侧的 Na^+ 浓度梯度完成的跨膜转运。转运体和载体具有相似的转运机制，因而其转运速率也在同一水平，也会出现饱和现象，它们之间没有严格的界线，但通常转运体总是同时转运两种或更多的物质。如果被转运的离子或分子都向同一方向运动，称为同向转运，相应的转运体也称为同向转运体；如果被转运的离子或分子彼此向相反方向运动，则称为反向转运或交换，相应的转运体称为反向转运体或交换体。葡萄糖和氨基酸在小肠黏膜上皮的吸收以及在肾小管上皮被重吸收的过程，神经递质在突触间隙被神经末梢重摄取的过程，甲状腺上皮细胞的聚碘过程，细胞普遍存在的 $Na^+ - H^+$ 交换和 $Na^+ - Ca^{2+}$ 交换等过程，均属于继发性主动转运。

二、大分子或团块物质的转运

小分子物质可以通过上述的物理扩散或经膜蛋白的介导穿过细胞膜，而大分子或团块物质是不能直接穿过细胞膜的，需要细胞膜做"变形运动"，以入胞或出胞的方式完成跨膜转运。

1. 入胞 大分子或团块状物质（细菌或细胞碎片等），通过细胞膜的变形运动或是在膜受体的帮助下进入细胞的过程称为入胞（图2-4）。入胞又分为吞噬和吞饮。入胞的物质如果是固态的，此入胞过程被称为吞噬，吞噬过程只发生在人体内的某些细胞如中性粒细胞、单核细胞和巨噬细胞等；入胞的物质如果是液态的，此入胞过程被称为吞饮，人体内的大多数物质的入胞过程是通过吞饮完成的。

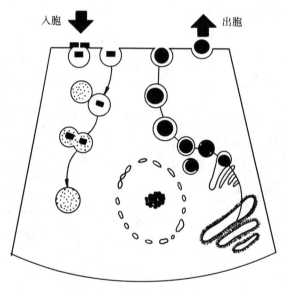

图2-4 入胞和出胞示意图

拓展阅读

家族性高胆固醇血症

吞饮又可分为液相入胞和受体介导入胞两种。受体介导入胞是通过被转运物质与膜受体的特异性结合，选择性地促进其进入细胞的一种入胞方式。低密度脂蛋白（LDL）在体内的存在是有一定时间的，通常为2.5天，在过了这个时间之后，LDL以受体介导的方式入胞并最终被肝脏消化和吸收。而家族性高胆固醇血症主要是肝脏表面的LDL受体数量减少，引起其与LDL的结合减少，导致血液中LDL浓度的增高。过量的LDL沉积于吞噬细胞和其他细胞，形成黄色瘤和粥样斑块，最终导致心脑血管疾病的发生。

2. 出胞　胞质内的大分子物质以分泌囊泡的形式排出细胞的过程称为出胞（图2-4）。出胞过程主要见于细胞的各种分泌活动，如内分泌腺分泌激素、神经末梢释放递质、消化腺分泌消化酶都是以出胞方式完成的。

第二节　肌细胞的收缩功能

扫码"学一学"

人体的肌肉分为骨骼肌、心肌、平滑肌三种，它们的主要功能是收缩，三种肌细胞的收缩原理基本相同；但骨骼肌是随意肌，其活动受意识控制，这与心肌和平滑肌是不同的。本节以骨骼肌为例，讨论肌细胞的兴奋-收缩耦联过程以及影响肌肉收缩的因素。

一、肌细胞的结构

骨骼肌细胞含有大量的肌原纤维和丰富的肌管系统，这些结构排列高度规则，是骨骼肌细胞在结构上最突出的特点，也是进行收缩、舒张及做功的基础。

（一）肌原纤维与肌小节

每个肌细胞或肌纤维都包含有大量直径为 1~2 μm 的纤维状结构，称肌原纤维。它们平行排列，纵贯肌纤维全长，在一个肌细胞中可以有上千条之多，且每条肌原纤维上有规则的明带和暗带交替。明带中央有一条与肌原纤维垂直的横线，称为 Z 线。暗带的中央有一段相对透亮区，称为 H 带，其中央有一条暗线，称为 M 线。两条相邻 Z 线之间的区域称为肌小节，它由位于中间的一个完整的暗带和其两侧各1/2明带组成；通常肌小节的长度为 2.0~2.2 μm，但在骨骼肌收缩和舒张时，肌小节的长度有所变化，可变动于 1.5~3.5 μm 之间。用电子显微镜观察，肌小节的明带和暗带由不同的肌丝组成。暗带是由粗肌丝与细肌丝重叠而成，但其中的 H 区只有粗肌丝；明带只有细肌丝（图2-5）。

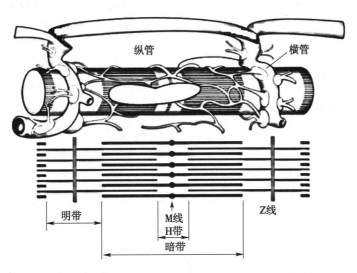

纵管　　横管

明带　　M线　H带　暗带　Z线

图2-5　骨骼肌超微结构模式图

（二）肌丝的分子组成

研究表明，粗肌丝主要由肌球蛋白所组成。每一个肌球蛋白又分为头部和杆状部。杆状部相互聚合朝向 M 线构成粗肌丝的主干；头部则有规律地伸出粗肌丝主干的表面，形成横桥。横桥在肌丝滑行中的重要作用是：①横桥具有 ATP 酶作用。当横桥与细肌丝上的相关位点结合时，其 ATP 酶作用被激活，可分解肌浆中的 ATP，为横桥的摆动提供能量。②横桥能够可逆性的与细肌丝结合或解离。当横桥与细肌丝上的相关位点结合后，获得能量的横桥就会发生方向一致的"摆头"运动，结果是使细肌丝向 M 线移动，随后横桥与结合位点分离，再快速与细肌丝上新的位点结合，连续产生同方向的摆动，使细肌丝渐渐滑行至 M 线。

细肌丝由三种蛋白质所组成。①肌动蛋白。占细肌丝的 60%，构成细肌丝的主干，上有能与横桥结合的位点。②原肌球蛋白。在肌肉舒张时，原肌球蛋白的位置正好处于肌动蛋白与横桥之间，起着掩盖肌动蛋白作用点、阻止横桥与肌动蛋白的结合。③肌钙蛋白。与 Ca^{2+} 有很强的亲和力，是 Ca^{2+} 的受体蛋白。当与 Ca^{2+} 结合后，则将信息传给原肌球蛋白，使其构象和位置发生改变，解除原肌球蛋白的"阻碍"作用，使横桥能够与肌动蛋白结合，引发肌丝滑行，使肌肉收缩（图 2-6）。

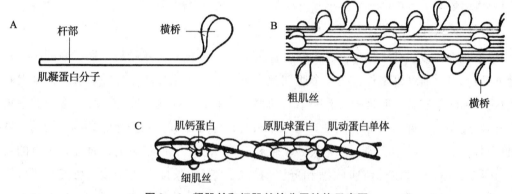

图 2-6　粗肌丝和细肌丝的分子结构示意图

综上所述，肌球蛋白和肌动蛋白是直接参与肌肉收缩的蛋白质，所以称为收缩蛋白；原肌球蛋白和肌钙蛋白因不直接参与肌肉收缩，而是对收缩过程起调控作用，故称为调节蛋白。

（三）肌管系统

肌管系统是指包绕在每一条肌原纤维周围的膜性囊管状结构。其包含两部分，一部分是走行方向与肌原纤维垂直的管道，称为横管。它由肌膜在 Z 线处向细胞内凹陷而形成，并与细胞外液相通。当肌膜兴奋时，动作电位可沿横管传入肌细胞内部。另一种是走行方向与肌原纤维平行的管道，称为纵管，又称肌质网。它纵向地包绕在肌原纤维的周围。在肌小节两端的 Z 线附近，即靠近横管的部位，纵管管腔膨大，形成终池。骨骼肌细胞的终池非常发达，因此贮存的 Ca^{2+} 非常多，骨骼肌收缩所需要的 Ca^{2+}，90% 以上来自于终池。一个横管与两侧肌小节的终池一起合称"三联管"结构，其作用是把从横管传来的电信息（动作电位）和终池释放的 Ca^{2+} 联系起来，完成横管向纵管的信息传递，而终池释放的 Ca^{2+} 则是引起肌细胞收缩的直接动因。

二、肌细胞的兴奋－收缩耦联

（一）神经－骨骼肌接头处的结构

神经－骨骼肌接头由接头前膜、接头间隙、接头后膜组成（图 2-7）。接头前膜是运动神经轴突的细胞膜，即突触小体膜，其特点是突触小体内含有大量的乙酰胆碱（ACh）递质囊泡。接头后膜是骨骼肌运动终板膜，在接头后膜上有与 Ach 特异性结合的 N_2 型乙酰胆碱受体，它是化学门控通道的一部分，属于离子通道耦联受体。接头前膜与终板膜之间的间隙称为接头间隙，约 50 nm，其间充满细胞外液和胆碱酯酶。

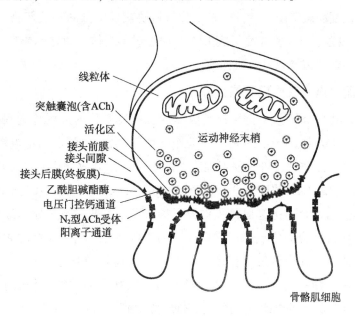

图 2-7 神经-骨骼肌接头的结构示意图

（二）神经-骨骼肌兴奋的传递过程

骨骼肌是随意肌，受运动神经支配。运动神经的兴奋通过神经-骨骼肌接头处传递给骨骼肌，具体过程是：当运动神经兴奋时，神经冲动沿着神经纤维以局部电流的方式传到轴突末梢，引起轴突膜上的 Ca^{2+} 通道开放，Ca^{2+} 由细胞外液顺着电-化学梯度进入轴突末梢（突触小体）内，触发其中的 ACh 递质囊泡向接头前膜方向移动，之后递质囊泡膜与接头前膜发生融合破裂，以出胞的方式将贮存在囊泡内的 ACh 分子"倾囊"释放进入接头间隙（量子性释放）。一次动作电位能使 200~300 个囊泡内的 ACh 全部释放，约合 10^7 个 ACh 分子进入并通过接头间隙，与接头后膜（骨骼肌终板膜）上的 N_2 型胆碱能受体结合，使其通道开放，允许 Na^+、K^+ 等通过（以 Na^+ 为主），Na^+ 顺着电-化学梯度流入终板膜内并使其发生去极化，产生终板电位。终板电位属于局部电位，其去极化的幅度与接头前膜释放的 ACh 的量呈正变关系。由于终板膜去极化，使终板膜与其邻近的普通肌细胞膜之间出现电位差并产生电流，电流刺激邻近肌细胞膜上的 Na^+ 通道使其大量开放，从而产生动作电位。动作电位通过局部电流传遍整个肌膜，引起骨骼肌兴奋。接头前膜释放的 ACh 并不进入肌细胞内，它只在神经与肌细胞之间起信息传递作用，很快被存在于接头间隙与终板膜上的胆碱酯酶水解为胆碱和乙酸而失去作用，这样就能够保证一次神经兴奋只引起它所支配的骨骼肌兴奋一次，随后引发一次收缩。

神经-骨骼肌接头处兴奋传递的特点：①单向传递。即兴奋只能由接头前膜传至接头后膜。②时间延搁。是指传递过程耗时较长，每次过程需要 0.5~1.5 ms，远比神经冲动的传导速度慢很多。③易受环境因素的影响。传递过程中容易受到 Ca^{2+} 浓度和外界药物（如肉毒素、新斯的明、筒箭毒等）影响。

例如肉毒杆菌产生的毒素，可以抑制接头前膜释放 ACh，从而使神经 – 骨骼肌接头处兴奋传递减弱，引起骨骼肌收缩力降低；因此，临床上肉毒杆菌中毒的人可表现出肌无力等症状。有机磷农药及新斯的明能够抑制胆碱酯酶的活性，使 Ach 不能被及时水解而在终板膜处堆积，导致骨骼肌持续兴奋和收缩，故有机磷农药中毒时会出现肌肉震颤；氯解磷定和碘解磷定可恢复胆碱酯酶的活性，是治疗有机磷农药中毒的特效药物。箭毒是 N 型胆碱能受体阻断剂，能与 ACh 争夺终板膜上的 N_2 型胆碱能受体，使之不能产生终板电位，从而使骨骼肌细胞不能兴奋导致骨骼肌松弛。

（三）骨骼肌兴奋 – 收缩耦联的过程

骨骼肌细胞由其兴奋的电变化导致其收缩的机械性变化的过程称为兴奋 – 收缩耦联。当神经 – 骨骼肌接头处传递产生的兴奋（动作电位），沿着肌膜以局部电流的形式迅速传播，经过横管到达"三联管"处，使终池膜上的 Ca^{2+} 通道开放，终池内的 Ca^{2+} 顺着浓度差流入肌浆，使肌浆中的 Ca^{2+} 浓度逐渐升高；当肌浆中的 Ca^{2+} 浓度 $\geq 10^{-5}$mol/L 时，Ca^{2+} 与细肌丝上的肌钙蛋白结合，引起肌钙蛋白分子构象发生改变，牵拉原肌球蛋白发生移位，暴露肌动蛋白与横桥结合的位点，使横桥与肌动蛋白结合，同时横桥的 ATP 酶活性增加，分解 ATP，释放能量，使横桥发生扭动，牵拉细肌丝向粗肌丝中央滑行，结果使肌小节缩短，引起肌细胞收缩；相反，当运动神经不再发放神经冲动时，横管膜电位恢复到静息电位，其两侧终池膜上的 Ca^{2+} 通道关闭，同时终池膜上的 Ca^{2+} 泵激活，将肌浆中的 Ca^{2+} 逆着浓度差转运到终池内，从而使肌浆中的 Ca^{2+} 逐渐浓度降低，当肌浆中的 Ca^{2+} 浓度 $< 10^{-5}$mol/L 时，Ca^{2+} 与肌钙蛋白分离，肌钙蛋白恢复安静时的构象，原肌球蛋白复位，位阻效应重新出现，横桥与肌动蛋白脱离，细肌丝滑出，肌小节恢复原长度，引起肌细胞舒张（图 2 – 8）。

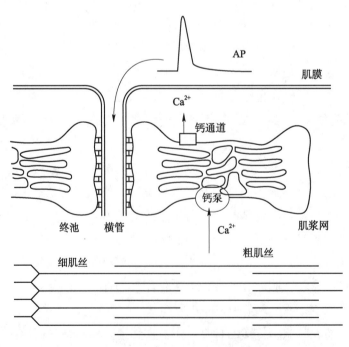

图 2 – 8　骨骼肌的兴奋 – 收缩耦联

三、影响肌肉收缩的因素

（一）骨骼肌细胞收缩的形式

骨骼肌的主要功能是收缩，它收缩时可以表现两种状态：一是长度缩短，一是张力增加。

1. 等长收缩和等张收缩 等长收缩是指肌肉收缩时长度不变而张力增加。在正常人体内，等长收缩的主要作用是保持一定的肌张力和位置，维持人体姿势。等张收缩是指肌肉收缩时张力不变而长度缩短。等张收缩时，由于长度缩短，被肌肉作用的物体产生移位，所以能够做功。

人体骨骼肌的收缩大多情况下是混合式的，既有张力增加又有长度缩短，而且总是张力增加在前，长度缩短在后。

2. 单收缩和强直收缩 单收缩是指肌肉受到一次有效刺激时，先是产生一次动作电位，接着发生一次迅速地收缩。单收缩曲线可分潜伏期、收缩期和舒张期。根据肌肉所承受的负荷不同，单收缩可以是等长收缩，也可以是等张收缩。正常人体内，由于运动神经传到骨骼肌的兴奋冲动都是快速连续的过程，因此，体内骨骼肌的收缩都属强直收缩，但持续时间长短不一。

强直收缩是指肌肉受到连续的有效刺激时，出现的强而持久的收缩。强直收缩又可分为不完全强直收缩和完全强直收缩。前者是指肌肉受到连续的有效刺激后，每一个新刺激落在前一收缩过程的舒张期，收缩曲线为锯齿状（图2-9A）；后者是指肌肉受到连续的有效刺激后，每一个新刺激都落在前一收缩过程的收缩期，各次收缩完全融合在一起，收缩曲线呈一平直线（图2-9B）。强直收缩所产生的张力可达单收缩的3~4倍。

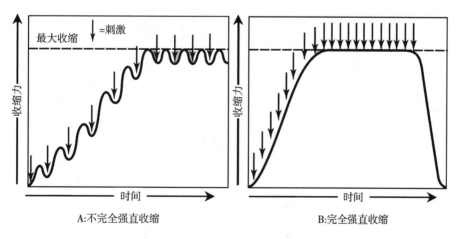

A:不完全强直收缩　　　　　B:完全强直收缩

图2-9 骨骼肌强直收缩曲线

（二）影响骨骼肌收缩的因素

影响骨骼肌收缩的因素主要有前负荷、后负荷与肌肉收缩能力。其中前负荷与后负荷是来自骨骼肌以外的外部因素，而肌肉收缩能力是来自骨骼肌自身的内部因素。

1. 前负荷 是肌肉收缩前所承受的负荷，其大小决定肌肉收缩之前的长度，即肌肉的初长度。若其他因素不变，在一定范围内，前负荷越大，肌肉初长度越长，产生的收缩力越大。当前负荷和初长度达到某一数值时，肌肉产生的收缩力最大，此时的前负荷称为最适前负荷，而此时肌肉的长度则称为最适初长度。当前负荷过大时，肌肉的收缩力反而减弱，这是因为肌肉只有在最适初长度下收缩时，粗、细肌丝才能处于最理想的重叠状态，粗肌丝上的横桥与细肌丝上的结合点数量才最多，肌肉收缩的效果才会最好。

2. 后负荷　是肌肉收缩后承受的负荷，它不影响肌肉的初长度，只影响肌肉缩短的速度和程度。肌肉在有后负荷作用的情况下收缩，总是先有张力的增加以克服后负荷的阻力，然后才有长度的缩短。由此可以得出：后负荷越大，肌肉收缩产生的张力越大，而肌肉缩短出现得越晚，缩短速度越慢。因此，后负荷的大小影响肌肉收缩的张力、时间和缩短速度。当后负荷超过肌肉所产生的最大张力时，肌肉的缩短速度为零，所以适度的后负荷才能获得肌肉做功的最佳效率。

3. 肌肉收缩能力　是在前负荷与后负荷不变的情况下，由肌肉内部的功能状态所决定的肌肉收缩效率。它主要取决于兴奋 - 收缩耦联过程中肌浆内的 Ca^{2+} 水平和横桥的 ATP 酶活性。在前负荷与后负荷不变的情况下，肌肉收缩能力增强，可以使肌肉的收缩力增加、收缩速度加快、做功效率提高。肌肉收缩能力受环境因素的影响，如缺氧、酸中毒、疲劳时肌肉收缩能力降低，而 Ca^{2+}、咖啡因、肾上腺素等则能显著提高肌肉收缩能力。

本章小结

1. 细胞是人体最基本的结构和功能单位。细胞新陈代谢过程中，不断地有物质通过细胞膜进出细胞。物质的跨膜转运方式有：单纯扩散、易化扩散、主动转运以及出胞和入胞。其中不消耗能量（ATP）的物质转运过程称为被动转运，消耗能量的转运过程称为主动转运。

2. 神经 - 骨骼肌接头处兴奋传递的化学物质是乙酰胆碱，作用于接头后的 N_2 型胆碱能受体，引起肌细胞兴奋。兴奋 - 收缩耦联的关键物质是 Ca^{2+}。肌肉收缩最基本的结构和功能单位是肌（小）节，其收缩原理是肌丝滑行，肌丝是蛋白质。

? 思考题

1. 载体易化扩散转运物质的种类及转运特点是什么？

2. 不同物质通过细胞膜分别采用何种方式？举例说明。

3. 神经 - 肌接头处兴奋传递的化学物质及传递特点是什么？

4. 影响骨骼肌收缩的因素有哪些？如何影响？

扫码"练一练"

（唐　红）

第三章 血　液

血液是存在于心血管系统内的流体组织，由血浆和悬浮于其中的血细胞组成。在心脏舒缩活动推动下，血液在心血管系统中不断循环流动，为全身组织器官输送营养，并将机体代谢产物运输到排泄器官；血液中含有多种缓冲物质，可调节机体的酸碱平衡，维持机体内环境稳态；同时，血液还在机体的免疫防御、体温调节、生理性止血等方面具有重要作用。当机体因各种因素导致血容量不足、血液理化性质发生改变或血液循环障碍时，都会引起机体组织器官生理功能产生障碍，导致血液的成分或性质发生特殊的变化，所以，检查血液的变化对了解身体健康状况具有重要意义。

第一节　血液的组成及理化特性

一、血液的组成

血液由血浆和悬浮于其中的血细胞组成。取一定量的血液经抗凝处理后，置于分血计中离心，血液分为三层：上层淡黄色透明液体是血浆，下层深红色不透明的是红细胞，两者之间一层灰白色薄层为白细胞和血小板（图 3 - 1）。血细胞在血液中所占的容积百分比称血细胞比容。正常成年男性的血细胞比容为 40% ~ 50%，成年女性为 37% ~ 48%。由于在血液中白细胞和血小板仅占总容积的 0.15% ~ 1%，故血细胞比容接近于血液中的红细胞比容。在血液浓缩如严重腹泻或大面积烧伤时，血细胞比容增高；贫血患者的红细胞数量减少，血细胞比容降低。

扫码"学一学"

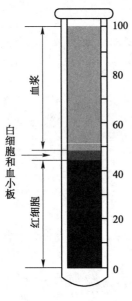

图 3-1 血液的组成

（左侧标注：血浆、白细胞和血小板、红细胞；刻度：100、80、60、40、20、0）

（一）血浆

血浆的主要成分是水、血浆蛋白、电解质、气体（O_2、CO_2）、代谢产物和激素等。这些成分是决定血浆理化特性和生理功能的物质基础。

1. 水和无机盐 血浆中的水对于实现血液的物质运输、调节体温等功能具有重要作用。血浆中含有大量的晶体物质，如无机盐、葡萄糖、氨基酸、尿素等。无机盐中的阳离子有 Na^+、K^+、Ca^{2+}、Mg^{2+} 等，其中主要是 Na^+；阴离子有 Cl^-、HCO_3^-、HPO_4^{2-} 等，其中主要是 Cl^-。晶体物质中的无机盐在形成并维持血浆晶体渗透压、调节酸碱平衡、维持神经与肌肉的兴奋性等方面起着重要的作用。正常情况下血浆中的各种溶质成分在一定范围内保持相对稳定（表 3-1）。

表 3-1 血浆的化学成分及正常值

化学成分	正常值	化学成分	正常值
总蛋白	65 ~ 85 g/L	Cl^-	96 ~ 107 mmol/L
白蛋白（A）	40 ~ 48 g/L	Na^+	135 ~ 148 mmol/L
球蛋白（G）	15 ~ 30 g/L	K^+	4.1 ~ 5.6 mmol/L
白蛋白/球蛋白（A/G）	1.5 ~ 2.5	Ca^{2+}	2.2 ~ 2.9 mmol/L
纤维蛋白原	2 ~ 4 g/L	Mg^{2+}	0.8 ~ 1.2 mmol/L
非蛋白氮（NPN）	200 ~ 400 mg/L	尿素氮	90 ~ 200 mmol/L
肌酐（全血）	0.01 ~ 0.018 g/L	葡萄糖（全血）	3.9 ~ 6.1 mmol/L
尿酸（全血）	0.02 ~ 0.4 g/L	总胆固醇	1.1 ~ 2.0 g/L

血浆蛋白是血浆中多种蛋白质的总称，包括白蛋白、球蛋白和纤维蛋白原三类。正常成人血浆蛋白含量为 65 ~ 85 g/L，其中，白蛋白（A）为 40 ~ 48 g/L，球蛋白（G）为 15 ~ 30 g/L，纤维蛋白原为 2 ~ 4 g/L。正常人白蛋白与球蛋白浓度的比值（A/G）为 1.5 ~ 2.5。血浆白蛋白和大多数球蛋白主要由肝脏合成，当肝功能障碍时，会引起 A/G 比值下降，甚至倒置。

血浆蛋白的主要生理功能包括：①形成血浆胶体渗透压。血浆胶体渗透压的大小取决于各种蛋白质的含量和分子大小，白蛋白含量最多，分子量最小，是构成血浆胶体渗透压的主要成分。②运输功能。许多药物和脂肪酸与白蛋白结合运输，而一些激素、维生素、Ca^{2+} 和 Fe^{2+} 也可与血浆蛋白结合在血液中运输。③免疫功能。血浆中的球蛋白可参与机体的多种免疫球蛋白和补体等的构成，抵御病原微生物（如细菌、病毒、真菌等）入侵。④参与血浆凝固、抗凝和纤溶等生理过程。⑤缓冲功能。白蛋白及其钠盐组成缓冲对，可调节酸碱平衡。

（二）血量

血量指全身血液的总量。正常成年人的血液总量相当于体重的 7% ~ 8%，即相当于每千克体重 70~80 ml。例如，体重 60 kg 的人，血量为 4.2~4.8L。全身血液的大部分在心血管中流动，称为循环血量；小部分血液滞留在肝、肺、脾及静脉丛等储血库中，称为储存血量。人体在剧烈运动、情绪激动或失血等情况下，储血库中的血液可释放进入循环血液，补充循环血量的不足。

正常情况下，人体内的血量总是保持相对恒定，以维持正常的血压和各组织器官正常的血液供应。当机体少量（不超过总血量的 10%）失血时，由于神经体液的调节、心血管活动增强、血管收缩、储存血量释放等功能代偿，机体可无明显的临床症状。因此，一次献血 200~300 ml 对健康不会带来损害。中等（达全身血量 20%）失血时，机体会出现脉搏细速、四肢发冷、血压下降、眩晕甚至昏倒，机体各种生命活动将受到影响。严重（达全身血量 30% 以上）失血时，如不及时抢救，将危及生命。

二、血液的理化特性

（一）血液的颜色

血液的颜色主要取决于红细胞内血红蛋白的颜色。动脉血中红细胞含氧合血红蛋白较多，故呈鲜红色；静脉血中红细胞含去氧血红蛋白较多，故呈暗红色；血浆因含微量的胆色素，故呈淡黄色。空腹时血浆清澈透明，进餐后，尤其是进食较多的脂类食物后，血浆内因悬浮脂蛋白微滴增多而变得混浊。因此，临床对血液化学成分进行检测时，要求空腹采血，以避免食物对血液检测结果产生影响。

（二）血液的比重

正常成年人全血比重为 1.050~1.060，其大小主要取决于红细胞数量。血浆比重为 1.025~1.030，其高低主要取决于血浆中血浆蛋白的含量。不同血细胞及血浆比重有差异，可以借此进行血细胞的分离制备和红细胞沉降率的测定。

（三）血液的黏滞性

血液的黏滞性通常用与水相比的相对黏滞性来表示，若水的黏滞性为 1，则全血的相对黏滞性为 4~5，血浆的相对黏性为 1.6~2.4。液体的黏滞性由其内部分子或颗粒之间的摩擦产生，全血的黏滞性主要取决于红细胞的数量及其在血液中的分布状态；而血浆的黏滞性主要取决于血浆蛋白的含量。血液的黏滞性是形成血流阻力的主要因素。

（四）血浆的酸碱度

正常人血浆的 pH 值为 7.35~7.45，对维持机体正常代谢和功能活动十分重要。当血浆 pH 值低于 7.35 时即为酸中毒，高于 7.45 时则为碱中毒。血浆 pH 值低于 6.9 或高于 7.8 时将危及生命。血浆的 pH 值之所以能够维持相对恒定，主要是因为血浆中存在有多种缓冲对，其中以 $NaHCO_3/H_2CO_3$ 为主，只要两者比值在 20:1，血浆 pH 值就可以稳定在正常范围。除 $NaHCO_3/H_2CO_3$ 以外，另外还有蛋白质钠盐/蛋白质、Na_2HPO_4/NaH_2PO_4 等缓冲对。机体通过缓冲对，以及肾、肺不断排泄体内过多的酸和碱，维持血浆酸碱平衡。

（五）血浆渗透压

1. 血浆渗透压的组成及正常值　溶液渗透压是指溶质分子通过半透膜吸引水分子的能

力。渗透压的大小与单位体积溶液中溶质颗粒数目的多少成正比，与溶质的种类和颗粒大小无关。

血浆渗透压约为300 mOsm/L，相当于770 kPa，血浆渗透压由晶体渗透压和胶体渗透压两部分组成：①由血浆中晶体物质（主要是 Na^+ 和 Cl^-）所形成的渗透压称为血浆晶体渗透压，其数值占血浆渗透压的绝大部分。②由血浆蛋白等大分子胶体物质所形成的渗透压称为血浆胶体渗透压，其数值很小，仅为1.5 mOsm/L，相当于3.3 kPa。凡是与血浆渗透压相等或相近的溶液称为等渗溶液，如0.9%的 NaCl 溶液（生理盐水）或5%的葡萄糖溶液等。渗透压比血浆渗透压高的溶液称为高渗溶液，渗透压比血浆渗透压低的溶液称为低渗溶液。临床给患者输液时，多采用等渗溶液。

2. 血浆渗透压的作用 细胞膜和毛细血管壁是具有不同通透性的半透膜，血浆晶体渗透压和胶体渗透压各具有不同的生理作用。

（1）血浆晶体渗透压的作用 血浆中的大部分晶体物质不易通过细胞膜，水分子可以自由通过。因此，血浆晶体渗透压对调节细胞内外水的平衡、维持红细胞的正常形态和功能具有重要的意义。在正常情况下，细胞内外溶液的渗透压相等。当血浆晶体渗透压升高时，红细胞内的水分就会渗出而发生细胞皱缩；当血浆晶体渗透压降低时，进入红细胞内的水分就会增加，导致细胞肿胀，甚至破裂。红细胞由于各种原因破裂而使血红蛋白逸出的现象称为溶血。

（2）血浆胶体渗透压的作用 由于血浆蛋白分子量较大，不能自由透过毛细血管壁，因而血浆胶体渗透压高于组织液胶体渗透压。使血浆胶体渗透压成为组织液水分进入毛细血管的动力。由于形成血浆胶体渗透压的蛋白质主要是白蛋白，因此，当血浆白蛋白减少时，会导致血浆胶体渗透压降低，继而使组织液回流减少滞留于组织间隙，形成水肿（图3-2）。

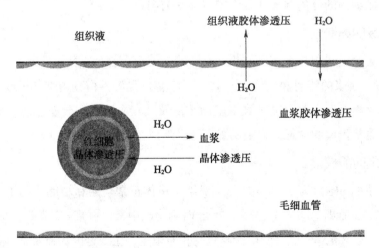

图示红细胞膜内与血浆晶体渗透压基本相等，可维持经细胞正常形态；血浆胶体渗透压大于组织胶体渗透压，可将组织中的水转移到血管内（图中数字单位为 mmHg）

图3-2 血浆渗透压的组成及作用

拓展阅读

膳食中蛋白质的来源

膳食中含蛋白质较多的食物为肉类和鱼类，其蛋白质含量一般为10%～30%；奶类1.5%～3.8%；蛋类11%～14%；干豆类20%～49.8%，是植物性食物中含量较高的；硬果类如花生、核桃、莲子等含有15%～26%的蛋白质。蛋白质的供给，除了粮食作物中的蛋白质外，还应考虑动物性蛋白与豆类蛋白，动物性蛋白如能争取达到占蛋白量的20%～30%，则对蛋白质的利用与效果将会有更大的好处。

扫码"学一学"

第二节　血细胞

血细胞是血液中的细胞成分，包括红细胞、白细胞和血小板。

一、红细胞

（一）红细胞的形态、数量和功能

1. 形态　红细胞是血液中数量最多的细胞。正常成熟红细胞呈双凹圆碟形，直径为7～8 μm，中央薄，周边较厚，无核。

2. 数量　我国正常成年男性红细胞数量为（4.0～5.5）×10^{12}/L；女性为（3.5～5.0）×10^{12}/L。新生儿红细胞数量可超过6.0×10^{12}/L；运动时红细胞的数量要比安静时多；长期居住在高山地区的人比居住在平原地区的人多。正常成年人的外周血中，除成熟红细胞外，尚有一种未完全成熟的红细胞称为网织红细胞，数量占红细胞总数0.5%～1.5%。红细胞内主要的蛋白质是血红蛋白，我国成年男性为120～160 g/L、女性为110～150 g/L。若血液中红细胞数量或血红蛋白含量低于正常，称为贫血。

3. 生理功能　红细胞的主要功能是运输O_2和CO_2，其功能是由红细胞内的血红蛋白完成。血红蛋白只有存在于红细胞内才能发挥作用，一旦红细胞破裂，血红蛋白逸出到血浆中（溶血），其运输气体的功能将丧失。红细胞内含有多种缓冲对，对血液中的酸、碱等物质起缓冲作用。

（二）红细胞的生理特性

1. 可塑变形性　红细胞在外力的作用下具有变形的能力，称为可塑变形性。红细胞在通过直径比它还小的毛细血管和血窦空隙时可以改变形状，通过后仍恢复原形，红细胞变形能力取决于其表面积与体积的比值，比值越大，变形能力越强。正常双凹圆碟形的红细胞变形能力大于异常球形红细胞变形能力，衰老、受损红细胞的变形能力常常降低。

2. 渗透脆性　是反映红细胞对低渗溶液抵抗力大小的指标。若将正常红细胞置于等渗溶液中（0.9% NaCl溶液），红细胞形态和大小保持正常；若将红细胞置于一系列递减浓度的低渗 NaCl 溶液中，红细胞因水分的渗入而逐渐膨胀变形；当 NaCl 浓度降至 0.42% 时，部分红细胞开始破裂而发生溶血；当 NaCl 浓度降至 0.35% 时，则全部红细胞破裂溶血。这说明红细胞膜对低渗盐溶液具有一定的抵抗力，其大小用红细胞的渗透脆性来表示。渗透脆性大表示红细胞对低渗溶液抵抗力小，易发生破裂溶血；渗透脆性小表示红细胞对低渗溶液抵抗力大，不易发生溶血。有些疾病可影响红细胞的渗透脆性，如遗传性球形红细胞增多症患者的红细胞渗透脆性变大。

3. 悬浮稳定性 正常红细胞能相对稳定地悬浮在血浆中而不易下沉的特性，称为红细胞的悬浮稳定性。将与抗凝剂混匀的血液置于血沉管中，垂直静置，由于红细胞的比重大于血浆，红细胞将逐渐下沉，在单位时间内红细胞沉降的距离，称为红细胞沉降率（简称血沉）。正常成年男性为 0~15 mm/h、成年女性为 0~20 mm/h。血沉加快，表示红细胞的悬浮稳定性降低。生理情况下，月经期或妊娠期的妇女血沉加快；病理情况如活动期肺结核、风湿热、肿瘤和贫血患者的血沉加快。

（三）红细胞的生成与破坏

1. 红细胞的生成

（1）**生成部位** 人出生后，红骨髓是红细胞生成的唯一场所。在发育成熟的过程中，红细胞体积由大到小，细胞核逐渐消失，细胞内的血红蛋白逐渐增多。若骨髓造血功能受到物理（X射线、放射性核素等）、化学药物（抗癌药、氯霉素）等因素作用时，骨髓造血功能将受到抑制，出现全血细胞减少，称再生障碍性贫血。

（2）**生成原料** 红细胞的主要成分是血红蛋白，合成血红蛋白的主要原料是铁和蛋白质。造血所需的蛋白质来自日常膳食，贫血者应补充优质蛋白质。铁是合成血红蛋白的必需原料，成人每天需 20~30 mg 的铁用于红细胞的生成。铁的来源有两部分：95%的铁来源于衰老的红细胞在体内破坏后释放的"内源性铁"；5%的铁来自食物供应，是"外源性铁"。外源性铁多以高铁（Fe^{3+}）化合物的形式存在，需在胃酸作用下转变成 Fe^{2+} 才能被吸收。长期慢性失血性疾病使铁丢失过多或铁需要量增加（如婴幼儿、孕妇、哺乳期妇女），均可导致体内缺铁，血红蛋白合成减少，称缺铁性贫血。此种贫血的特征是红细胞体积较小，又称小细胞低色素性贫血。可口服硫酸亚铁或枸橼酸铁等补充铁盐。

（3）**成熟因子** 叶酸和维生素 B_{12} 是红细胞发育过程中不可缺少的成熟因子。叶酸是合成 DNA 过程中所必需的辅酶，如叶酸缺乏，骨髓中有核红细胞内 DNA 合成障碍，红细胞的分裂成熟过程减慢，红细胞的生长停留在初始状态而不能成熟，导致巨幼红细胞性贫血。维生素 B_{12} 可加强叶酸在体内的利用，从而间接促使 DNA 的合成。机体对维生素 B_{12} 的吸收必须要有胃黏膜壁细胞分泌的内因子参与。因此，临床上患有萎缩性胃炎、胃癌等疾病的患者，可因内因子缺乏，引起维生素 B_{12} 吸收障碍，发生巨幼红细胞性贫血。

2. 红细胞生成的调节 红细胞的生成主要受促红细胞生成素及其他激素的调节。

（1）**促红细胞生成素** 是一种由肾脏合成的糖蛋白，主要作用于红骨髓，促进红细胞的发育成熟、增殖和血红蛋白的合成，并促进其释放入血。当动脉血氧分压降低或血红蛋白减少时，促红细胞生成素分泌增加，使红细胞生成增多，提高血液运氧能力，以满足组织对氧的需要。肾病综合征患者因促红细胞生成素合成不足而发生的贫血称肾性贫血。

（2）**其他激素** 雄激素、甲状腺激素和生长激素也可促进红细胞生成，而雌激素则抑制红细胞的生成。特别是雄激素不仅可直接刺激骨髓，使其造血功能增强，而且还可以刺激肾脏产生促红细胞生成素，使红细胞生成增多。雄激素和雌激素对红细胞的不同效应，是造成青春期后男性红细胞数量和血红蛋白含量多于女性的原因之一。

3. 红细胞的破坏 正常人红细胞在血液中的平均寿命约 120 天。每天约有 0.8% 红细胞因衰老而被破坏。衰老红细胞主要在脾、肝和骨髓中破坏，并由单核 – 吞噬细胞清除。红细胞被吞噬后，血红蛋白分解，释放出铁、氨基酸和胆红素，其中铁和氨基酸可被重新利用，而胆红素由肝排入胆汁，最后排出体外。脾脏功能亢进时红细胞破坏增多，会引起脾性贫血。

☞ **案例讨论**

> **案例**：患者，女，32 岁。一年前无明显诱因出现面色苍白、头晕、乏力等症状，曾入院检查：体温、心率、血压正常，血红蛋白含量 69 g/L，红细胞 2.9×10^{12}/L，白细胞 8.9×10^9/L，血小板 130×10^9/L，血清铁 7.4 μmol/L，血清铁总结合力 20.8 μmol/L，外周血涂片红细胞以小红细胞为主。给予铁剂口服治疗两周，患者进食正常，无挑食习惯，睡眠好，尿常规检查正常，病情明显缓解出院。近 2 个月月经量增多，患者自我感觉病情加重，到医院就诊。
>
> **问题**：1. 应用所学知识解释，该患者患有什么疾病？
>
>   2. 该疾病的发病原因是什么？如何治疗？

二、白细胞

（一）白细胞的分类和数量

白细胞为无色、有核的细胞，一般呈球形。白细胞可分为中性粒细胞、嗜酸性粒细胞、嗜碱性粒细胞、单核细胞和淋巴细胞五类。前三者因其胞质内有嗜色颗粒，故总称为粒细胞。正常成年人白细胞总数为 $(4.0 \sim 10.0) \times 10^9$/L。白细胞数量生理变动范围较大，如婴幼儿、月经期、妊娠和剧烈运动等情况下，白细胞数量可增加。分别计算各类白细胞在白细胞总数中的百分比，称为白细胞分类计数（表 3 – 2）。在各种急慢性炎症反应、组织损伤和白血病等情况下，白细胞的总数和分类计数可发生特征性变化，在临床诊断中有重要参考价值。

表 3 – 2 正常成人血液白细胞正常值及形态特征

分类名称	正常值（×10⁹/L）	百分比（%）	形态特点
粒细胞			
中性粒细胞（N）	2.04 ~ 7.0	50 ~ 70	细胞核为杆状或分叶状；细胞质颗粒微细，染成紫红色
嗜酸性粒细胞（E）	0.02 ~ 0.5	0.5 ~ 5	细胞核分为两叶，多呈 8 字形；颗粒粗大染成红色
嗜碱性粒细胞（B）	0.0 ~ 0.1	0 ~ 1	细胞核不规则；颗粒大小不等，分布不均匀，染成深蓝色
无粒细胞			
单核细胞（L）	0.12 ~ 0.8	3 ~ 8	核较大，椭圆形，染成深蓝色；细胞质很少，染成天蓝色
淋巴细胞（M）	0.8 ~ 4.0	20 ~ 40	核呈肾形或马蹄形；细胞质比淋巴细胞的稍多，染成灰蓝色
白细胞总数（WBC）	4.0 ~ 10.0		

（二）白细胞的生理功能

不同种类白细胞具有不同的生理功能，它们是机体防御系统的一个重要组成部分。

1. 中性粒细胞 具有很强的变形运动和吞噬能力，能吞噬和清除入侵机体的病原微生物和其他异物，当机体有急性炎症特别是化脓性感染时，白细胞的总数和中性粒细胞的百分数增多。

2. 嗜酸性粒细胞 能吞噬抗原抗体复合物，进行消化分解，减轻过敏反应。当机体患某些过敏性疾病（如支气管哮喘）或寄生虫感染时，嗜酸性粒细胞数量增多。

3. 嗜碱性粒细胞 细胞质内含有肝素、组织胺和慢反应物质。肝素有抗凝血作用，组织胺和慢反应物质可引起过敏反应。

4. 淋巴细胞 根据发生的部位、结构和功能的不同将淋巴细胞分为 T 淋巴细胞和 B 淋巴细胞两种，T 淋巴细胞参与细胞免疫，B 淋巴细胞参与体液免疫。

5. 单核细胞 是体积最大的白细胞，具有活跃的变形运动能力，在血液中停留 1~2 天即离开血管进入结缔组织形成巨噬细胞。单核细胞具有吞噬细菌和异物、识别和杀伤肿瘤细胞、参与激活淋巴细胞的特异性免疫功能。

三、血小板

（一）血小板的形态和数量

血小板是从骨髓成熟的巨核细胞胞浆裂解脱落下来的具有生物活性的小块胞质。血小板体积小，无细胞核，直径 2~3 μm，成双面微凸的圆盘状。当血小板被激活时，可伸出伪足呈不规则形状。

正常成年人血小板数量是 $(100~300)\times10^9/L$。妇女月经期血小板减少，运动、进食、妊娠及缺氧时血小板数量增加。当血小板减少到 $50\times10^9/L$ 以下时，毛细血管壁脆性增加，可出现皮肤、黏膜下出血或紫癜；当血小版数量超过 $1000\times10^9/L$ 时，血小板过多，易发生血栓。

（二）血小板的生理特性

1. 黏附 血小板与非血小板表面的黏着称为血小板黏附。当血管受损后内皮下胶原暴露，血小板立即黏附于胶原纤维上。血小板黏附是止血过程的开始，若胶原纤维变性，血小板黏附功能受损，可能发生出血倾向。

2. 聚集 血小板彼此黏着的现象称为血小板聚集。这一过程需要纤维蛋白质、Ca^{2+} 及血小板膜上凝血因子的参与。血小板的聚集通常出现两个时相：第一聚集时相发生迅速，也能迅速解聚，为可逆性聚集；第二聚集时相发生缓慢，但不能解聚，为不可逆性聚集。凡能降低血小板内 cAMP 浓度，提高游离 Ca^{2+} 浓度的因素均可促进血小板聚集；反之，凡能提高血小板内 cAMP 浓度，降低 Ca^{2+} 浓度的因素均可以抑制血小板的聚集。

3. 释放 是指血小板受到刺激后，将贮存在其颗粒中的二磷腺苷、5-羟色胺、儿茶酚胺等活性物质向外排出的现象。释放出的二磷腺苷可使血小板聚集，形成血小板血栓，堵塞损伤血管；5-羟色胺、儿茶酚胺可使小动脉收缩，有助于止血。

4. 收缩 血小板的收缩与血小板的收缩蛋白有关。血小板的外形改变、血块回缩等均与血小板的收缩能力有关。

5. 吸附 血小板表面可吸附血浆中多种凝血因子（如凝血因子Ⅰ、Ⅴ、Ⅺ等），如果血管内皮破损，随着血小板黏附和聚集于破损的局部，可使局部凝血因子聚集，有利于血液凝固和生理性止血。

拓展阅读

原发性血小板减少性紫癜

原发性血小板减少性紫癜是一种原因不明的免疫性综合征，是一种导致外周血中血小板减少的出血性疾病。以广泛的皮肤黏膜及内脏出血、血小板减少、骨髓聚核细胞发育成熟障碍、血小板生存时间缩短及抗血小板抗体出现等为特征。临床上，该病可分为急性型和慢性型，前者多见于 10 岁以下的儿童，后者多见于 40 岁以下的女性。急性型多发生于急性病毒性上呼吸道感染之后，起病急，伴有畏寒、发热，表现为皮肤、黏膜、内脏出血，可有全身皮肤瘀点、瘀斑、紫癜和鼻、牙龈出血，严重时可出现呕血、黑便，颅内出血时可致头痛、意识障碍，甚至死亡。慢性型起病隐袭，甚或无症状，可表现为皮肤、黏膜出血，外伤后不易止血，女性者可月经过多导致出血性贫血。

在治疗上，可采用糖皮质激素、脾切除、免疫抑制剂、血小板输注或血浆置换等。

（三）血小板的生理功能

1. 维持血管内皮的完整性 血小板可附着于血管内壁上，与内皮细胞相互粘连与融合，从而维持内皮的完整性。血小板还可以促进血管内皮细胞、血管平滑肌细胞和成纤维细胞增殖，有利于受损血管的修复，对血管内皮有营养、支持作用，维持毛细血管壁的通透性。当血小板数量低于 $50 \times 10^9/L$ 时，患者毛细血管脆性增高，微小的创伤和血压升高即可使之破裂而出现小的出血点。

2. 参与生理性止血 当小血管损伤后，血液从小血管内流出，数分钟后出血自行停止的现象，称为生理性止血。临床上用小针刺破指尖或耳垂，让血液自然流出，测定血液流出的时间，称出血时间，正常 1~3 分钟。检测出血时间可以反映机体生理性止血的状态。当血小板数量减少或功能缺陷时，可导致出血时间延长甚至出血不止。

生理性止血过程包括局部血管收缩、血小板血栓形成和血凝块形成三个时相。在生理性止血过程中，血小板起着重要的作用。具体表现在：①黏附于损伤处的血小板可释放缩血管物质，促使局部血管收缩以利于止血；②血小板黏附、聚集于血管破损处形成松软的止血栓，暂时堵塞伤口实现初步止血；③血小板吸附凝血因子，提供磷脂表面，参与并促进血液凝固，形成坚硬的凝血块，封住血管破口，以达到有效止血目的。生理性止血是机体重要的保护机制之一。当血管受损，一方面要求迅速形成止血栓以避免血液的流失；另一方面又将止血反应限制在损伤局部，以保持血管内血液的流体状态。

3. 促进血液凝固 血小板含有多种与凝血有关的物质，如血小板磷脂表面因子（PF_3）等，能提高凝血酶原的激活速度。血小板还可以吸附多种凝血因子，加速血液凝固过程。

扫码"学一学"

第三节　血液凝固与纤维蛋白溶解

一、血液凝固

血液凝固是指血液由流动的液体状态变成不能流动的凝胶状态的过程。其实质就是血浆中的可溶性纤维蛋白原转变成不溶性纤维蛋白的过程。促成这一转变的关键是由多种凝血因子的参与的一系列复杂的酶促反应的发生。

（一）凝血因子

血浆与组织中直接参与血液凝固的物质，统称为凝血因子。根据各凝血因子被发现的顺序，国际公认的用罗马数字编号的有 12 种（表 3-3）。除凝血因子Ⅳ是 Ca^{2+} 外，其余均为蛋白质，在正常情况下以无活性的酶原形式存在，被激活的凝血因子，则在其代号的右下角加一"a"以表示"活化型"，如 X 因子被激活凝血为凝血因子 Xa。凝血因子Ⅲ来自组织细胞，其他凝血因子均存在于新鲜血浆中，且多数在肝脏合成，其中凝血因子Ⅱ、Ⅶ、Ⅸ、X 的生成需要维生素 K 的参与，可以与 Ca^{2+} 结合后而参与凝血。当肝脏病变或维生素 K 缺乏时，可因凝血因子合成障碍而引起凝血功能异常。

表 3-3　血液中的凝血因子

凝血因子	同义名称	合成部位	主要功能
Ⅰ	纤维蛋白原	肝脏	形成纤维蛋白
Ⅱ	凝血酶原	肝脏	转变为凝血酶，催化纤维蛋白原转化为纤维蛋白
Ⅲ	组织因子	内皮细胞和其他细胞	启动外源性凝血过程
Ⅳ	Ca^{2+}		参与血凝大部分过程，辅因子
Ⅴ	前加速素，易变因子	内皮细胞和血小板	在 Ca^{2+} 与磷脂存在下，增强因子 Xa 激活凝血因子Ⅱ的作用
Ⅶ	前转变素、稳定因子	肝脏	参与外源性凝血过程，在 Ca^{2+} 作用下凝血因子Ⅶ与Ⅱ形成复合物，以激活凝血因子 X 和Ⅸ
Ⅶ	抗血友病因子	肝脏	作为辅因子增强凝血因子Ⅸa 激活凝血因子 X 的作用
Ⅸ	血浆凝血活酶	肝脏	凝血因子Ⅸa 可激活凝血因子 X
X	斯图亚特因子	肝脏	形成凝血酶原酶复合物激活凝血酶原
Ⅺ	血浆凝血活酶前质	肝脏	活化凝血因子Ⅺ在 Ca^2 存在下可激活凝血因子Ⅸ
Ⅻ	接触因子	肝脏	激活凝血因子Ⅺ和Ⅺa
ⅩⅢ	纤维蛋白稳定因子	血小板、肝脏	能使纤维蛋白单体之间形成肽健
	高分子量激肽原	肝脏	辅因子，促进凝血因子Ⅻa 对凝血因子Ⅺ和 PK 的激活
	前激肽释放酶	肝脏	激活凝血因子Ⅻ为Ⅻa

（二）血液凝固过程

在血液凝固过程中，一系列凝血因子按一定顺序相继激活生成凝血酶，最终由凝血酶促使纤维蛋白原变成纤维蛋白。凝血过程可分为凝血酶原激活物的形成、凝血酶生成和纤维蛋白生成三个阶段。依据凝血过程是否有血液以外的凝血因子参与，将凝血过程分为内源性凝血和外源性凝血两种。

1. 凝血酶原激活物的形成

（1）内源性凝血途径 内源性凝血是指参与凝血过程的凝血因子都存在于血液中。内源性凝血的启动因子为凝血因子Ⅻ。由其引起的凝血过程具体情况是：当血管内膜下组织特别是胶原纤维与凝血因子Ⅻ接触，可使凝血因子Ⅻ活化形成Ⅻa，凝血因子Ⅻa可激活凝血因子Ⅺ为凝血因子Ⅺa，在 Ca^{2+} 的参与下，凝血因子 Ⅺa 将凝血因子Ⅸ激活为凝血因子Ⅸa，凝血因子Ⅸa再与凝血因子Ⅶ、Ca^{2+} 和血小板第三因子（PF_3）组成凝血因子Ⅷ复合物，凝血因子Ⅷ复合物能使凝血因子 X 激活为凝血因子 Xa，凝血因子 Xa 与凝血因子 V 被 Ca^{2+} 连接在 PF_3 血小板磷脂表面上，形成凝血酶原激活物，完成凝血过程的第一阶段，此阶段中凝血因子Ⅶ是一辅助因子，它本身不能激活凝血因子 X，但能使凝血因子Ⅸa激活凝血因子 X 的速度加快几百倍，缺乏凝血因子Ⅷ则发生 A 类血友病，凝血过程缓慢，即使微小创伤也会出血不止。

（2）外源性激活途径 外源性凝血是在组织损伤、血管破裂的情况下，血管外的凝血因子Ⅲ进入血液，与血浆中的凝血因子Ⅶ、Ca^{2+} 形成复合物，激活凝血因子 X 激活为凝血因子 Xa。

2. 凝血酶的形成 凝血酶原激活物形成后，激活凝血酶原成为凝血酶（Ⅱa），凝血酶是一种多功能凝血因子，主要作用是分解纤维蛋白原，使纤维蛋白原（多聚体）转变为纤维蛋白单体。

3. 纤维蛋白的形成 纤维蛋白原在凝血酶的作用下被激活形成纤维蛋白单体。同时，凝血酶也能激活凝血因子 XIII，凝血因子 XIIIa 在 Ca^{2+} 作用下，使纤维蛋白单体相互聚合形成稳定纤维蛋白多聚体，即纤维蛋白。纤维蛋白交织成网将血细胞网罗在一起形成血凝块，完成凝血过程（图3-3）。

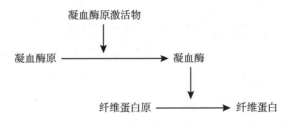

图3-3 血液凝固的基本过程

综上所述，凝血过程是一个正反馈过程，一旦触发，凝血因子的相继激活就会迅速连续进行，直到完成为止；在凝血过程中，Ca^{2+} 具有重要的促凝作用，在临床上可用于促进凝血（加入 Ca^{2+}）或抗凝血（去除血浆中的 Ca^{2+}）；凝血过程的每个阶段都是密切联系的，任何一个环节受阻，整个凝血过程就会停止。

临床上测定的凝血时间是指自血液流出血管外至出现纤维蛋白所需的时间。正常人的凝血时间为5~15分钟，凝血因子缺乏或凝血功能障碍会导致凝血时间延长。血液凝固后，血凝块发生回缩，析出的淡黄色液体称血清。血清与血浆的区别是血清中缺乏纤维蛋白原和部分参与凝血过程的凝血因子，但增添了少量凝血时由血管内皮细胞和血小板释放的物质。

（三）血液凝固过程的调节

正常循环血液并不凝固，即使发生生理性止血时，止血栓也只局限于病变部位。在凝血过程中所形成的凝血酶可被纤维蛋白吸附85%~90%，进入循环的活化凝血因子可被血流稀释，并被血浆中抗凝物质灭活及单核－吞噬细胞系统吞噬。正常的血管内皮作为屏障可避免凝血系统的激活和血小板的活化；血管内皮细胞可以合成、释放前列环素（PGI$_2$）和一氧化氮（NO）从而抑制血小板的聚集；肝脏和血管内皮细胞等可以合成多种生理性抗凝物质，主要有抗凝血酶Ⅲ、肝素、蛋白质C和组织因子途径抑制物等。

1. 抗凝血酶Ⅲ 是由肝细胞和血管内皮细胞合成的丝氨酸蛋白酶抑制物，能与凝血酶结合使之失活，并能和凝血因子Ⅸa、Ⅹa、Ⅺa、Ⅻa分子活性中心相结合，使之灭活达到抗凝作用。正常情况下，抗凝血酶Ⅲ的直接抗凝作用缓慢且微弱，但它与肝素结合后，其抗凝作用增强2000倍。抗凝血酶Ⅲ主要是通过与血管内皮细胞表面的肝素结合而增强血管内皮的抗凝功能。

2. 肝素 是一种酸性黏多糖，主要由肥大细胞和嗜碱性粒细胞产生，几乎存在于所有组织中，尤以肺、心、肝和肌肉组织中含量最多。肝素主要通过增强抗凝血酶Ⅲ活性而发挥间接抗凝作用。此外，肝素还能抑制血小板发生黏附、聚集和释放反应，抑制血小板表面凝血酶原的激活，刺激血管内皮细胞大量释放组织因子途径抑制物和其他抗凝物质来抑制凝血过程和激活纤维蛋白溶解过程。在临床及实验工作中，肝素作为一种高效能抗凝物质，广泛应用于体内、外抗凝。

3. 蛋白质C 是由肝脏合成的维生素K依赖因子，是以酶原形式存在并具有抗凝作用的血浆蛋白。其主要作用是灭活凝血因子Ⅴa和Ⅷa，削弱凝血因子Ⅹa对凝血酶原的激活作用，促进纤维蛋白溶解。

4. 组织因子途径抑制物 主要由血管的内皮细胞分泌的一种糖蛋白，是外源性凝血途径的特异性抑制剂，是体内主要的生理性抗凝物质。

二、纤维蛋白溶解

纤维蛋白被分解液化的过程称为纤维蛋白溶解（简称纤溶）。纤溶系统主要包括纤溶酶原、纤溶酶、纤溶酶原激活物与纤溶抑制物。纤溶的生理意义在于使生理止血过程产生的局部或一过性血凝块随时溶解，防止血栓形成，保证血流通畅。纤溶的基本过程分为纤溶酶原的激活和纤维蛋白的降解两个阶段。

1. 纤溶酶原的激活 纤溶酶原是血浆中一种无活性的β球蛋白，只有在纤溶酶原激活物的作用下转变成纤溶酶后才具有活性。纤溶酶原激活物包括血浆激活物和组织激活物。

（1）血浆激活物 主要由小血管内皮细胞合成释放，又称为依赖于凝血因子Ⅻ激活物。

（2）组织激活物 广泛分布于体内组织中，尤其是子宫、肾上腺、前列腺、甲状腺和淋巴结等器官，当这些器官损伤时可大量释放出来。临床进行上述器官手术时，常有出血不易凝固和术后渗血及妇女月经血不凝固等现象都与组织激活物有关。肾及泌尿道上皮细胞释放的组织激活物称为尿激酶，也是一种活性很强的组织激活物，临床已将其应用于治疗血栓栓塞性疾病如脑栓塞、心肌梗死等的治疗中。

2. 纤维蛋白降解 纤维蛋白和纤维蛋白原在纤溶酶的作用下，水解为水溶性的纤维蛋白降解产物的过程称为纤维蛋白降解。其降解产物一般不再凝固，其中一部分尚有抗凝血作用。

3. 纤溶抑制物 血浆中的纤溶抑制物主要有两类：一类为抗纤溶酶，它是一种α球蛋白，与纤溶酶结合形成复合物，使纤溶酶失去活性，对抗纤维蛋白溶解；另一类为抗活化素，能够抑制纤溶酶原的激活。

纤维蛋白溶解与血液凝固是两个既对立又统一的功能系统，两者处于动态平衡。当血管破损出血时，凝血过程启动形成血凝块以达到止血目的，随后血凝块中的纤溶系统启动并溶解血凝块，以保持血管通畅。在血管内如果凝血作用大于纤溶，就会发生血栓；如果纤溶作用大于凝血，就会造成出血倾向。在生理性止血过程中，小血管内的血凝块常可形成血栓堵塞血管，使出血停止；创伤愈合时，构成血栓的纤维蛋白又会被逐渐降解液化，使堵塞的血管重新畅通。

第四节　血型和输血

血型通常是指红细胞膜上特异性凝集原的类型。包括红细胞血型、白细胞血型、血小板血型等。通常所说的血型是指红细胞血型。根据红细胞膜凝集原的不同，迄今已发现了25个不同的红细胞血型系统。其中 ABO 血型系统是临床实践中意义最大的血型系统，其次是 Rh 血型系统。

一、ABO 血型系统

（一）ABO 血型系统的凝集原与分型

ABO 血型系统中有两种不同的凝集原，即 A 凝集原和 B 凝集原。根据红细胞膜上是否存在这两种凝集原，将血液分为四种类型：凡红细胞膜上只含 A 凝集原者为 A 型；只含 B 凝集原者为 B 型；含有 A 与 B 两种凝集原者为 AB 型；A 和 B 两种凝集原都没有者为 O 型。人类血清中含有与其相对应的两种凝集素，即抗 A 凝集素和抗 B 凝集素。不同血型的人，其血清中可能含有不同的凝集素，但不含有与自身红细胞凝集原相对应的凝集素。A 型血中含有抗 B 凝集素，B 型血中含有抗 A 凝集素；O 型血中含有抗 A 和抗 B 凝集素；AB 型血中不含相应凝集素。当含有 A 凝集原的红细胞与含有抗 A 凝集素的血清相遇，或含有 B 凝集原的红细胞和含有抗 B 凝集素的血清相遇时，红细胞会凝集成团而发生凝集反应。

ABO 血型系统还有几种亚型，其中最为重要的亚型是 A 型中的 A_1 与 A_2 亚型。在 A_1 型红细胞上含有 A 凝集原和 A_1 凝集原，而 A_2 型红细胞上仅含有 A 凝集原；A_1 型血清中只含有抗 B 凝集素，而 A_2 型血清中则含有抗 B 凝集素和抗 A_1 凝集素。同理，AB 型血型中也有 A_1B 和 A_2B 两种主要亚型（表 3-4）。因此即使是做了 ABO 血型鉴定，在输血时仍应注意亚型的存在。

表 3-4　ABO 血型系统的凝集原和凝集素

血型		红细胞膜上的抗原	血清中的抗体
A 型	A_1 型	$A + A_1$	抗 B
	A_2 型	A	抗 B + 抗 A_1
B 型		B	抗 A
AB 型	A_1B 型	$A + A_1 + B$	无
	A_2B 型	$A + B$	抗 A_1
O 型		无 A，无 B	抗 A + 抗 B

扫码"学一学"

扫码"看一看"

扫码"看一看"

二、Rh 血型系统

Rh 凝集原是人类红细胞膜上存在的另一类凝集原，因最先在恒河猴的红细胞膜发现而得名。与临床密切相关的 Rh 凝集原有 C、c、D、d、E、e 六种。其中 D 凝集原的抗原性最强，通常将红细胞膜上含有 D 凝集原的称为 Rh 阳性，没有 D 凝集原的称为 Rh 阴性。中国汉族人口中有 99% 是 Rh 阳性，只有 1% 的人为 Rh 阴性。但有些少数民族（如苗族）Rh 阴性人口的比例可达 12.3%。Rh 血型系统没有天然的凝集素，它是后天经致敏才获得的免疫凝集素。输血方面：Rh 阴性的人第一次接受 Rh 阳性血液后不会发生红细胞凝集反应，但可产生抗 Rh 凝集素。当他们再次接受 Rh 阳性血液时，就会发生凝集反应产生严重后果。

拓展阅读

如何预防 Rh 阴性母亲二胎时出现新生儿溶血

当 Rh 阴性的妇女怀孕后，如果胎儿是 Rh 阳性（第一胎），在分娩时胎儿红细胞膜的 Rh 凝集原有可能通过胎盘进入母体，使母体产生抗 Rh 凝集素，但母体血液中抗 D 凝集素增加是非常缓慢的，很少出现新生儿溶血的情况；但在第二次妊娠时，母体内的抗 Rh 凝集素进入胎儿血液，发生凝集反应而溶血，导致胎儿死亡。若在 Rh 阴性母亲生育第一胎后，及时输注特异性抗 D 免疫球蛋白，中和进入母体的 D 抗原，可避免 Rh 阴性母亲致敏，从而预防第二次妊娠时新生儿溶血的发生。

三、输血原则

临床为避免因输入不同血型的血液发生凝集反应，保证输血的安全和提高输血的效果，必须遵守输血原则，注意输血的安全、有效和节约。

在输血前应首先进行 ABO 血型鉴定，保证供血者和受血者血型相合。ABO 血型系统的输受关系为：①同型输血，即只有相同血型的人才能互相输血，避免凝集原和相应的凝集素发生反应；②异型输血，在无同型血时，O 型血液可输给其他血型的人，但要少量、缓慢输血。因为 O 型血红细胞膜上虽然没有凝集原，不会被受血者的血浆所凝集，但 O 型血的血浆中存在抗 A 和抗 B 凝集素，会与其他血型的红细胞发生凝集反应。当输入血量较大时，供血者血浆中的抗 A 或抗 B 凝集素未被受血者的血浆足够稀释，受血者的红细胞会发生广泛凝集。同样，AB 型血的人可少量接受其他血型的血液，因为 AB 型血浆中不含凝集素，但同样要坚持少量、缓慢输血的原则。

在少数民族居住的地区，Rh 血型问题应受到特别重视，输血时除鉴定 ABO 血型外，还需注意 Rh 血型的鉴定。特别是在生育年龄的妇女和需要反复输血的患者，还必须考虑使 Rh 血型相合，以避免受血者在被致敏后产生抗 Rh 凝集素。

血型不合的输血会造成严重的输血反应，甚至发生死亡，因此，临床上在输血前，即便是已知为同型血液输血，除严格查对外，还必须进行交叉配血试验，即用供血者的红细胞混悬液和受血者的血清相混合称主侧；受血者的红细胞混悬液和供血者的血清相混合称为次侧（图 3-4）。分别观察结果，以两侧均无凝集反应者为最理想，称为配血相合，可以输血；如果主侧有凝集反应，不管次侧结果如何均为配血不合，绝对不能输血；如果主侧不发生凝集反应而次侧发生凝集者，一般不宜进行输血，但在紧急情况下必须输血时，应按异型输血的原则处理。交叉配血实验，可以避免由于亚型和血型不合等原因引起的输血凝集反应。

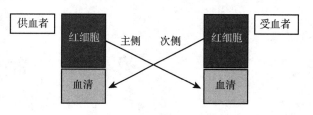

图 3-4 交叉配血试验示意图

随着医学科学技术的发展，输血疗法已经从原来的单纯输全血发展为成分输血。成分输血就是把人血液中的各种有效成分，如红细胞、粒细胞、血小板和血浆分别制备成高纯度或高浓度的制品，按照患者需要输入。这样既能提高疗效、减少不良反应，又能节约血源。目前，自身输血疗法也正在迅速发展。

本章小结

1. 血液也称全血，由血细胞和血浆组成。

2. 血细胞由红细胞、白细胞和血小板组成；其中红细胞数量最多，白细胞数量最少。

3. 红细胞的功能主要是依靠红细胞内的血红蛋白运输氧气；红细胞数量或血红蛋白含量低于正常的最低值称为贫血。

4. 血液由流动状态变成胶胨状态的过程称为血液凝固。

5. 血型通常是指红细胞膜上特异性抗原的类型。与临床医学关系最密切的是 ABO 血型和 Rh 血型。

❓ 思考题

1. 血浆蛋白的主要生理作用有哪些？

2. 血浆晶体渗透压的作用是什么？为什么高血压患者需要低盐饮食？

3. 红细胞的生理特性有哪些？

4. 白细胞的分类及主要功能是什么？

5. 血小板的生理功能有哪些？

6. ABO 血型系统分型的依据是什么？分为几种类型？

7. 输血的基本原则是什么？输血前为什么必须鉴定血型且做交叉配血试验？

（李振新）

扫码"练一练"

第四章　血液循环

第一节　循环系统的基本组成

扫码"学一学"

　　循环系统是相对封闭的管道系统，分布于人体各部，包括起主要作用的心血管系统和起辅助作用的淋巴系统。心血管系统由心脏、动脉、静脉和毛细血管组成，血液在其中循环流动。心脏是血液循环的动力器官，血管是输送血液的管道和物质交换的场所。血液循环的主要功能是完成体内物质运输：通过给机体内的细胞运送新陈代谢所需的营养物质和 O_2，并将代谢产物运送到排泄器官，以保证新陈代谢正常进行；通过运输激素或其他生物活性物质到相应的靶细胞，以实现机体的体液调节；通过血液的循环流动，实现血液的防卫免疫功能及维持机体内环境理化特性相对稳定。

　　淋巴系统由淋巴管道、淋巴器官和淋巴组织构成，外周淋巴管收集部分组织液，淋巴液沿淋巴管向心流动汇入静脉，因此，淋巴管道可视为静脉的辅助管道。

一、心脏的结构和位置

　　心脏是连接动、静脉的枢纽，是心血管系统的"动力泵"，是一个中空的肌性纤维性器官，其长轴自右肩斜向左肋下区，形似倒置的、前后稍扁的圆锥体，周围裹以心包，斜位于胸腔的中纵隔内，约2/3位于正中线的左侧，1/3位于正中线的右侧（图4-1）。前方对向胸骨体和第2~6肋软骨；后方平对第5~8胸椎；两侧与胸膜腔和肺相邻，上方连接出入心的大血管；下方邻膈。

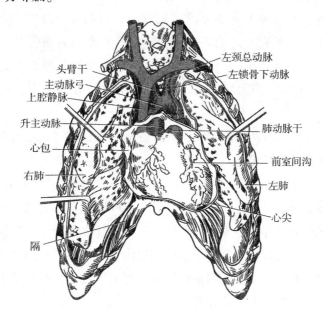

左颈总动脉
左锁骨下动脉
头臂干
主动脉弓
上腔静脉
升主动脉
心包
右肺
肺动脉干
前室间沟
左肺
心尖
隔

图4-1 心的位置

心脏可分为一尖、一底、两面、三缘，表面有4条沟（图4-2）。

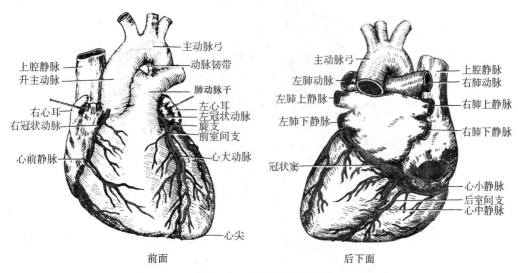

上腔静脉
升主动脉
右心耳
右冠状动脉
心前静脉
主动脉弓
动脉韧带
肺动脉干
左心耳
左冠状动脉
旋支
前室间支
心大动脉
心尖
前面

主动脉弓
左肺动脉
左肺上静脉
左肺下静脉
冠状窦
上腔静脉
右肺动脉
右肺上静脉
右肺下静脉
心小静脉
后室间支
心中静脉
后下面

图4-2 心的外形和血管

心尖　游离、圆钝，由左心室构成，朝向左前下方，与左胸前壁接近，在左侧第5肋间隙锁骨中线内侧1~2 cm处可触及心尖搏动。

心底　朝向右后上方，主要由左心房和小部分右心房构成。上、下腔静脉分别从上、下方注入右心房；左、右肺静脉分别从两侧注入左心房。

心的胸肋面（前面）　朝向前上方，大部分由右心房和右心室构成，小部分由左心耳和左心室构成。

心的膈面（下面） 几乎呈水平位，朝向下方并略朝向后，隔心包与膈毗邻，大部分由左心室，小部分由右心室构成。

心的下缘介于膈面与胸肋面之间，接近水平位，由右心室和心尖构成；左缘居胸肋面与肺面之间，绝大部分由左心室构成，仅上方一小部分有左心耳参与；右缘由右心房构成。

心表面有4条沟，可作为4个心腔的表面分界。冠状沟几乎呈额状位，近似环形，前方被肺动脉干所中断，是右上方的心房与左下方的心室的表面分界。前室间沟和后室间沟分别在心室的胸肋面和膈面，是左、右心室在心表面的分界。在心底，右心房与右上、下肺静脉交界处的浅沟称后房间沟，与房间隔后缘一致，是左、右心房在心表面的分界。

心脏被心间隔分为左、右两半心，左、右半心分别分成左、右心房和左、右心室四个腔，同侧心房和心室借房室口相通。

右心房 位于心的右上部，壁薄而腔大，右心房向左前方呈锥形的突起，称右心耳。右心房有3个入口和1个出口。入口有上腔静口、下腔静脉口和冠状窦口，出口为右房室口。它们分别导入来自上半身、下半身和心壁回流的静脉血。冠状窦口位于下腔静脉口与右房室口之间，右房室口通右心室。右心房前部的内面有许多平行排列的肌束，心内血流淤滞时，易在此处形成血栓。在右心房房间隔的下部有一浅窝，称卵圆窝，为胚胎时期卵圆孔闭锁后的遗迹，是房间隔缺损的好发部位（图4-3）。

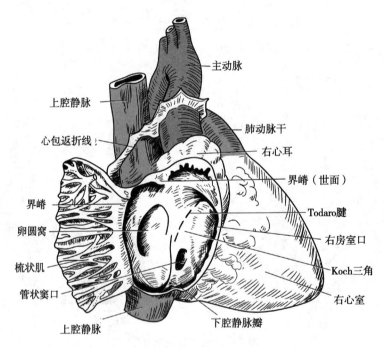

图4-3 右心房

右心室 构成心胸肋面的大部分，有1个入口和1个出口。入口即右房室口，周缘附有3片三角形的瓣膜，称三尖瓣。瓣膜的游离缘借腱索连于乳头肌上。乳头肌是从心室壁突入室腔的锥体形肌隆起。当心室收缩时，三尖瓣被血液推动而互相对合，封闭右房室口。由于乳头肌和腱索的牵拉作用，瓣膜不致翻向右心房，因而可防止血液向右心房逆流。出口为肺动脉口，通肺动脉干。肺动脉口周缘有3片半月形的袋状瓣膜，称肺动脉瓣，其袋口朝向肺动脉干方向。当心室舒张时，血液流入袋内，瓣膜互相对合，封闭肺动脉口，防止肺动脉干的血液向右心室逆流。

左心房　位于右心房的左后方，构成心底的大部，有 4 个入口和 1 个出口。入口为其后壁左右各 1 对肺静脉口，导入由肺静脉回流的动脉血；出口为左房室口，通向左心室。

左心室　大部分位于右心室的左后方，其左前下部构成心尖。有 1 个入口和 1 个出口。入口是左房室口，周缘附有 2 片三角形瓣膜，即二尖瓣；二尖瓣的游离缘借多条腱索连于乳头肌，可阻止左心室的血液向左心房反流。出口是主动脉口，通主动脉。主动脉口周围有与肺动脉瓣相似的瓣膜，称为主动脉瓣，可阻止主动脉内的血液向左心室反流。室间隔分隔左右心室，其大部分由心肌构成，称肌部；在其近心房处有一卵圆形区域无心肌，称膜部，为室间隔缺损的好发部位（图 4 - 5）。

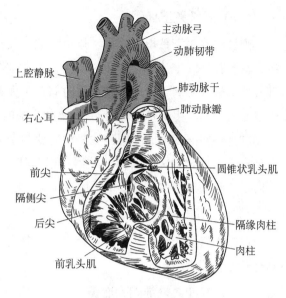

图 4 - 4　右心室

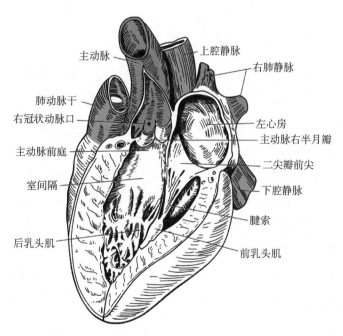

图 4 - 5　左心房和左心室

二、血管的分类

人体内的血管是一个连续且相对封闭的管道系统，包括动脉、毛细血管和静脉，它们与心脏一起构成心血管系统。血管系统中动脉、毛细血管和静脉三者依次串联，以实现血液运输和物质交换的生理功能。血管按照组织学结构可分为大动脉、中动脉、小动脉、微动脉、毛细血管、微静脉、小静脉、中静脉和大静脉，而按生理功能的不同则分为以下几类。

（一）弹性贮器血管

弹性贮器血管是指主动脉、肺动脉主干及其发出的最大分支。这些血管口径粗、管壁厚，富含弹性纤维，具有良好的弹性和可扩张性。当左心室收缩射血时，从心室射出的一部分血液流入外周，另一部分则暂时储存于大动脉中，使其被动扩张，动脉压升高，同时也将心脏收缩产生的部分动能转化为血管壁的弹性势能。当心室舒张时，主动脉瓣关闭，大动脉弹性回缩使得储存的弹性势能转变为动能，推动射血期多容纳的那部分血液继续流向外周。大动脉的这种"弹性贮器作用"使心脏的间断射血变成血管系统中的连续血流，同时使心动周期中血压的波动幅度减小。

（二）分配血管

分配血管是指从弹性贮器血管以后到分支为小动脉前的中等动脉，其主要功能是将血液运输至各器官组织。

（三）毛细血管前阻力血管

毛细血管前阻力血管包括小动脉和微动脉。这类血管管径小，血流阻力大，尤其是微动脉，管壁富含平滑肌，通过平滑肌舒缩活动可使血管口径发生明显的变化，从而改变其对血流的阻力及其所在器官、组织的血流量，对维持一定的动脉血压起着重要的作用。

（四）交换血管

交换血管即位于动、静脉之间的毛细血管，分布广泛，相互连通，形成毛细血管网。其口径小，数量多，管壁薄，仅由一层内皮细胞构成，故通透性很高，是血液和组织液进行物质交换的场所。

（五）毛细血管后阻力血管

毛细血管后阻力血管指微静脉，其管径较小，对血流产生一定的阻力。微静脉的舒缩活动可影响毛细血管前、后阻力的比值，继而改变毛细血管血压、血容量及滤过作用，影响体液在血管内、外的分配情况。

（六）毛细血管前括约肌

毛细血管前括约肌指环绕在真毛细血管起始部的平滑肌，它的舒缩活动可控制毛细血管的开放或关闭，因此可以控制某一时间内毛细血管开放的数量。

（七）容量血管

容量血管即静脉系统。与同级的动脉比较，静脉数量多、管壁薄、口径大、可扩张性较大，故容量大。在安静状态下，循环血量的 60% ~ 70% 容纳在静脉系统中，故静脉起血液储存库的作用。

（八）短路血管

短路血管指血管床中小动脉和小静脉之间的直接吻合支。它们主要分布在手指、足趾、耳郭等处的皮肤中，当短路血管开放时，小动脉内的血液可不经毛细血管直接进入小静脉，在功能上与体温调节有关。

三、体循环和肺循环

血液由心室射出，依次流经动脉、毛细血管和静脉，然后返回心房，这种血液在心血管系统中按照一定方向周而复始的流动过程，称为血液循环。血液循环可分为相互连续的体循环和肺循环（图4-6）。

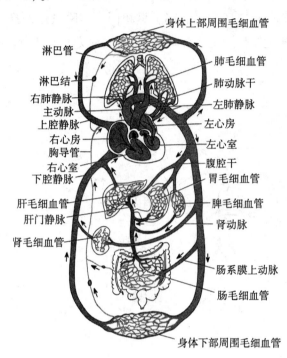

图4-6　人体的循环系统

（一）体循环

当左心室收缩时，含有丰富 O_2 和营养物质的动脉血由左心室射入主动脉，再经主动脉的各级分支流向全身毛细血管网，经毛细血管与组织、细胞进行物质交换。交换后，血液变成 O_2 含量较低而 CO_2 含量较高的静脉血，再经各级静脉回流，最后经上、下腔静脉反回右心房。

（二）肺循环

由体循环回到右心房的静脉血，进入右心室，之后，由右心室射入肺动脉，再由肺动脉的各级分支流向肺泡壁的毛细血管网，在这里进行气体交换后，血液又变成 O_2 含量较高而 CO_2 含量较低的动脉血，再经肺内各级静脉，最后在肺门处汇合成肺静脉流回左心房。之后，血液进入左心室，再次进行体循环。

第二节　心脏生理

心脏是血液循环的动力（泵）器官，其泵血功能是通过不停地节律性收缩和舒张来实现的。而心脏节律性兴奋的产生、传播及心脏收缩和舒张的交替进行均与心肌细胞的生物电活动有关。

扫码"学一学"

一、心脏的生理特性

根据组织学和电生理学特性，心肌细胞可分为工作细胞和自律细胞。前者包括心房肌和心室肌，它们有稳定的静息电位，主要执行收缩功能；后者主要包括窦房结细胞和浦肯野细胞，大多没有稳定的静息电位，可以自动产生节律性兴奋，故又称为自律细胞。各类心肌细胞动作电位的形状及其形成机制都不尽相同，跨膜电位的产生过程存在很大差异（图4-7），下面分别讲述工作细胞和自律细胞跨膜电位及形成机制。

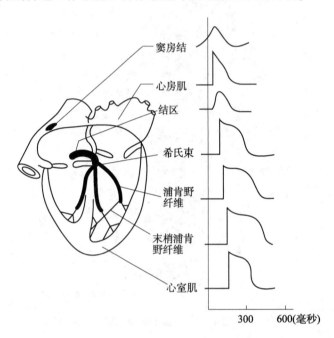

窦房结
心房肌
结区
希氏束
浦肯野纤维
末梢浦肯野纤维
心室肌

300　600(毫秒)

图4-7　心脏各部分心肌细胞跨膜电位

（一）工作细胞的跨膜电位及其形成机制

1. 静息电位　以心室肌细胞为例，其静息电位稳定，为-90～-80 mV。其形成机制与神经元、骨骼肌细胞相似，主要是由K^+外流引起的K^+平衡电位产生。

2. 动作电位　心室肌细胞的动作电位由去极化和复极化两个过程的五个时期组成，即0期（快速去极期）、1期（快速复极初期）、2期（平台期）、3期（快速复极末期）和4期（静息期）（图4-8）。

0期（快速去极期）　心室肌细胞受刺激而兴奋时发生去极化，膜电位由静息状态时的-90 mV上升到+30 mV左右，构成动作电位的上升支，幅度约为120 mV。0期去极化主要是由快钠通道介导的Na^+内流引起的，快钠通道激活快，失活也快，因此该过程十分短暂，仅占1～2 ms。

1期（快速复极初期）　0期后，膜电位由+30 mV迅速下降到0 mV左右，形成动作电位的快速复极初期。此期是由于快钠通道关闭，Na^+内流停止；钾通道激活，K^+外流引起的。该过程快速而短暂，历时10 ms左右。由于0期和1期膜电位变化迅速，在记录的动作电位图形上呈尖峰状，因而常将这两部分合称为锋电位。

2期（平台期）　当1期复极到接近0电位时，便进入动作电位的复极2期。在2期内，复极化速度极其缓慢，历时100～150 ms，膜电位几乎停滞于同一水平而形成平

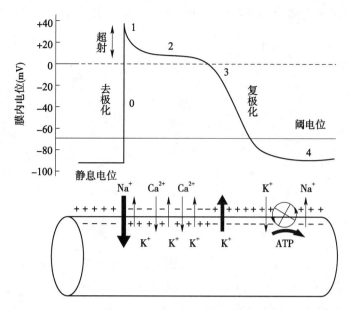

图 4-8 心室肌细胞动作电位及主要离子流示意图

台，故称为平台期。此期形成的主要原因是心室肌细胞膜上 Ca^{2+} 开放，Ca^{2+} 缓慢内流；同时 K^+ 外流逐渐增加，这两种相反方向的离子流处于相对平衡状态的结果。平台期是心室肌细胞动作电位时程较长的主要原因，也是区别于神经、骨骼肌动作电位的主要特征。

3 期（快速复极末期） 2 期结束后，复极加快而进入快速复极末期，直至膜电位恢复至静息电位水平。3 期历时 100 ~ 150 ms。此期的形成是由于 Ca^{2+} 通道失活，Ca^{2+} 内流停止，而 K^+ 外流逐渐增强所致。

4 期（静息期） 此期膜电位已恢复并稳定于静息电位水平，但并不意味着各种流子流的停息。在动作电位期间，由于有一定量的 Na^+、Ca^{2+} 内流和 K^+ 外流，造成细胞内、外离子的分布发生变化，这种变化激活了细胞膜上的 $Na^+ - K^+$ 泵及 $Na^+ - Ca^{2+}$ 交换体，将内流的 Na^+、Ca^{2+} 排出细胞，将外流的 K^+ 摄入细胞，恢复细胞内外离子的正常浓度梯度，保持心室肌细胞的正常兴奋性。

（二）自律细胞的跨膜电位及其形成机制

心脏特殊传导系统的心肌细胞具有自动节律性，属于自律细胞，包括窦房结、房室结、房室束、左右束支和浦肯野纤维细胞。自律细胞动作电位 3 期末达到最大极化状态时的电位值称为最大复极电位，此后的 4 期膜电位并不稳定于这一水平，而是立即开始自动去极化。因此，自律细胞与工作细胞的最大区别在于没有稳定的静息电位，4 期自动去极化是自律细胞产生自动节律性兴奋的基础。不同类型的自律细胞 4 期自动去极化的速度和机制均有差异（图 4-9）。

1. 窦房结 P 细胞 窦房结内的自律细胞为 P 细胞（pacemaker cell），其含量十分丰富。窦房结细胞的动作电位与心室肌细胞、浦肯野细胞明显不同。分为 0 期、3 期和 4 期三个时相。其主要特点有：①0 期去极化速度慢，幅度小，膜电位由最大复极电位（-70 mV）去极化到 0 mV 左右。0 期是由慢钙通道介导的 Ca^{2+} 缓慢内流所致，因此属于慢反应细胞。②无明显的 1 期和 2 期。③3 期复极主要由 K^+ 外流引起。④4 期自动去极化，速度快，主要与 K⁺ 外流衰减（重要的离子基础）、Na⁺ 内流进行性增强有关。

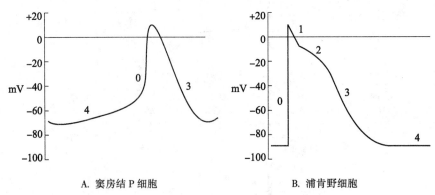

A. 窦房结 P 细胞　　　　　　　B. 浦肯野细胞

图 4 - 9　自律细胞动作电位示意图

2. 浦肯野细胞　动作电位与心室肌细胞相似，分为 0 期、1 期、2 期、3 期和 4 期五个时相。不同的是 4 期膜电位不稳定，发生自动去极化，速度较慢，主要与 Na⁺ 内流进行性增强（起主要作用）和 K⁺ 外流衰减有关。且 0 期去极化速度较快，故属于快反应细胞。

（三）体表心电图

在正常人体，由窦房结发出的兴奋按照一定的传递途径和时程依次传向心房和心室，引起整个心脏的兴奋。人体可看成是一个容积导体，心脏各部分在兴奋过程中出现的生物电变化可通过周围的导电组织和体液传到体表。临床上将心电图机的测量电极置于体表的一定部位，即可记录出心脏兴奋过程中所发生的电变化，所记录到的波形称为心电图。心电图是一种无创记录方法，在临床上已被广泛应用于心律失常和心肌损害等疾病的辅助诊断。

心电图的基本组成包括 P 波、QRS 波群、T 波以及各波间隔时间的线段（图 4 - 10），其中波幅表示电位的值，以 mV 为单位，波宽表示电变化的时间，以 s 为单位。

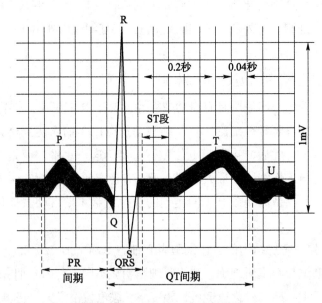

图 4 - 10　正常人体心电图模式图

1. P 波 在一个心动周期中，最先出现的一个小而圆钝的波，称为 P 波，反映左、右心房的去极化过程。P 波正常时程为 0.08 ~ 0.11 秒，波幅不超过 0.25 mV。

2. QRS 波群 继 P 波之后，出现一个短时程、较高幅度及波形尖锐的波群，称为 QRS 波群，它反映左、右两心室的去极化过程。典型的 QRS 波群包括 3 个紧密相连的电位波动：第 1 个向下的波为 Q 波，第 1 个向上的波为 R 波，R 波后面向下的波为 S 波。在不同导联记录中，这 3 个波不一定都能出现。正常 QRS 波群历时 0.06 ~ 0.10 秒，代表兴奋在心室内传播所需的时间，若时间延长，表示心室肥厚、扩张或传导阻滞。

3. T 波 QRS 波群后的一个持续时间较长、波幅较低的向上的波，称为 T 波，它反映心室复极化的过程。T 波历时 0.05 ~ 0.25 秒，幅度 0.1 ~ 0.8 mV，在 R 波波幅较高的导联中不低于 R 波的 1/10。T 波方向与 QRS 波群的主波方向相同，如果出现 T 波低平、双向或倒置，称为 T 波改变，主要反映心肌缺血。

4. PR 间期 指从 P 波起点到 QRS 波群起点之间的时程，正常值为 0.12 ~ 0.20 秒。PR 间期代表由窦房结产生的兴奋，经过心房、房 – 室交界区、房室束及其束支、浦肯野纤维到达心室并引起心室开始兴奋所需的时间，故称为房室传导时间。PR 间期延长，表示房室传导阻滞。

5. QT 间期 指从 QRS 波群起点到 T 波终点的时程，一般历时 0.36 ~ 0.40 秒。它反映从心室开始去极化到复极化结束所经历的时间。QT 间期的长短与心率成反变关系，心率愈快，QT 间期愈短。

6. ST 段 是指 QRS 波群终点到 T 波起点之间的线段。它反映心室各部分细胞都处于去极化状态，各部分之间无电位差，处于基线水平。ST 段异常压低或抬高表示心肌缺血或损伤。

（四）心肌细胞的生理特性

心肌细胞具有兴奋性、传导性、自律性和收缩性四种基本的生理学特性，前三个特性以心肌细胞的生物电活动为基础，属于电生理特性，而收缩性则以心肌细胞中收缩蛋白的功能活动为基础，属于机械特性。

1. 自动节律性 简称为自律性，指心肌在无外来刺激条件下能自动产生节律性兴奋的能力或特性。能产生自律性的细胞属于特殊传导系统，包括窦房结、房室结、房室束和浦肯野细胞等，自律细胞具有自律性的原因是由于其动作电位 4 期自动去极化。

不同自律细胞自律性的高低不等，正常情况下窦房结自律性最高，约为 100 次/分；浦肯野细胞自律性最低，约为 25 次/分。生理情况下，心脏活动总是按照自律性最高的细胞发出的节律性兴奋来进行，因此窦房结 P 细胞是心脏活动的正常起搏点，以窦房结起搏而形成的心脏节律称为窦性心律。其他自律细胞在正常情况下仅起着传导兴奋的作用，不表现出其自律性，故称为潜在起搏点。当正常起搏点或传导发生障碍时，潜在起搏点将代替窦房结产生可传播的兴奋而控制心脏的活动，此时异常的起搏部位称为异位起搏点，由异位起搏点形成的心脏节律称为异位心律。

拓展阅读

人工心脏起搏器发展简史

1819 年意大利学者 Aldini 首先发现用电刺激停跳的心脏可引起心脏的重新跳动。1929 年 Conld 等用电脉冲刺激心脏，发现心脏可产生随电刺激频率跳动的现象。1932 年 Hyman 等首次制造出了重达 7.2 公斤的人工起搏器，当时由于正值二次世界大战，其产品未用于临床。1952 年 Zoll 将经胸壁起搏应用于临床。1958 年世界上第一例心脏起搏器植入体内成功，揭开了人工心脏起搏器临床治疗的序幕。1980 年具有除颤功能的植入式心脏复律除颤器（ICD）面市。1998 年，三腔心脏起搏器（CRT）应用于临床，在房室顺序起搏的基础上，增加了心室同步起搏的功能。2002 年，整合了 ICD 功能的 CRT-D 上市，进一步解决了晚期心衰同时具有恶性心律失常及恶性心律失常风险患者的后顾之忧。无电极起搏器是今后研究的热点，起搏器的发展与未来将造福于更多心脏病患者。

2. 兴奋性 所有的心肌细胞都具有兴奋性，即具有接受刺激产生动作电位的能力或特性。

（1）心肌兴奋性的周期性变化 心肌细胞每产生一次兴奋，其膜电位将发生一系列规律性变化，兴奋性也随之发生相应的周期性变化。现以心室肌细胞为例，说明在一次兴奋过程中兴奋的周期性变化（图 4-11）。

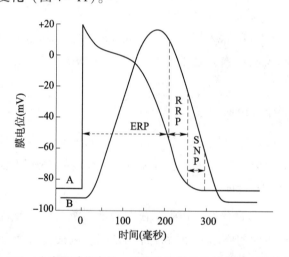

图 4-11 心室肌动作电位、兴奋性及其与机械收缩之间的关系

1）有效不应期 心肌细胞发生一次兴奋后，从 0 期去极化开始，到复极 3 期膜电位达到 -55 mV 这段时间内，无论给予心肌多强的刺激，都不会引起去极化反应，这段时间称为绝对不应期。在从复极化 -55 mV 继续复极至 -60 mV 期间，给予阈上刺激，可产生局部兴奋，但不会产生新的动作电位，因此这一时段称为局部反应期。上述两个时段可合称为有效不应期，此期心肌细胞兴奋性暂时缺失或极度下降，是钠通道完全失活或仅有少量复活的缘故。

2）相对不应期 有效不应期之后到复极基本完成（-60 mV ~ -80 mV）这段时间内，若给予阈上刺激可产生新的动作电位，这一时期称为相对不应期。因为此期已有相当数量的钠通道恢复到静息状态，但在阈刺激下激活的钠通道数量仍不足以产生去极化达到阈电位的内向电流，故需要加强刺激强度才能产生新的动作电位。

3）超常期　随着复极的继续，膜电位从 – 80 mV 复极化至 – 90 mV 这段时间，给予阈下刺激即可产生动作电位，说明心肌的兴奋性高于正常，称为超常期。此期内钠通道基本恢复至静息状态，并且此时膜电位与阈电位水平差距较小，所以容易兴奋。

（2）兴奋性周期性变化的特点与意义　与神经和骨骼肌细胞相比，心肌兴奋过程中有效不应期特别长，一直延续到心肌舒缩活动的舒张早期，因此心肌不会产生完全强直收缩。这种特性使得心脏始终保持收缩和舒张活动的交替进行，从而保证心脏得以完成泵血功能。

（3）期前收缩和代偿间歇　在正常情况下，当窦房结产生的每一次兴奋传至心房肌和心室肌时，心房肌和心室肌前一次兴奋的不应期均已结束，因此能不断产生新的兴奋，于是，整个心脏就能按照窦房结发出兴奋的节律进行活动。如果在心室肌的有效不应期之后，下一次窦房结传来的兴奋到达之前，心室受到一次外来刺激，将会提前产生一次兴奋和收缩，分别称之为期前兴奋和期前收缩（临床上又称为早搏）。期前兴奋也有自身的有效不应期，当紧接期前兴奋后的一次窦房结兴奋传到心室时，如果正好落在期前兴奋的有效不应期内，则此次正常下传的窦房结兴奋将不能引起心室的兴奋和收缩，形成一次兴奋和收缩的"脱失"，因此在一次期前收缩后有一段较长时间的心室舒张期，称为代偿间歇。直到下次窦房结兴奋传来才能引起兴奋和收缩（图 4 – 12）。

3. 传导性　指心肌细胞具有传导兴奋的能力和特性。兴奋传导不仅发生在同一心肌细胞上，而且能在相邻细胞之间进行。相邻细胞之间以闰盘相连接，心肌细胞的兴奋以局部电流的形式通过闰盘上的缝隙连接直接进入邻近细胞，引发动作电位并迅速扩布，实现同步性活动，使整个心房或心室构成一个功能合胞体，从而实现同步收缩或舒张，产生有效的挤压和抽吸血液的力量。

兴奋在心脏内的传播是以特殊传导系统为主干的有序扩布。正常情况下，窦房结的兴奋通过心房肌直接传至左右心房，同时沿着心房肌组成的"优势传导通路"迅速传到房室结，后经房室束、左右束支、浦肯野纤维传至心内膜，再由心内膜传到心外膜，引起整个心室兴奋（图 4 – 13）。

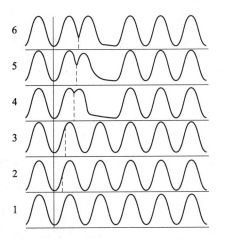

刺激 a、b、c 落在有效不应期内不引起反应，刺激 d 落在相对不应期内，引起期前收缩与代偿间歇

图 4 – 12　期前收缩和代偿间歇

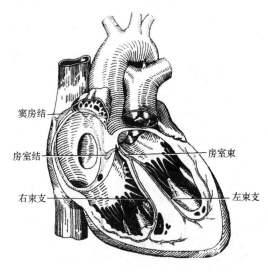

窦房结
房室结
房室束
右束支
左束支

图 4 – 13　心脏特殊传导系统

各类心肌细胞均能传导动作电位，但它们传导动作电位的能力和速度不同。浦肯野纤维传导速度最快，房室结区传导速度非常缓慢，而房室结又是正常时兴奋从心房传至心室的唯一通道，因此，兴奋经过此处将出现一个时间延搁，称为房 - 室延搁。房 - 室延搁使心室在心房收缩完毕之后才开始收缩，不至于产生心房收缩和心室收缩发生重叠的现象，有利于心室的充盈和射血。

4. 收缩性 心肌细胞在动作电位的触发下产生收缩反应，称为收缩性。与骨骼肌和神经细胞相比，心肌收缩性有其自身的特点。

（1）对细胞外液 Ca^{2+} 的依赖性较大 由于心肌细胞的肌质网不如骨骼肌发达，Ca^{2+} 贮存量较少，故心肌兴奋 - 收缩耦联过程中所需的 Ca^{2+} 主要靠细胞外液来补充。

（2）同步收缩 由于心肌细胞之间有低电阻的闰盘存在，且从解剖结构上来看，心房和心室之间存在纤维环和结缔组织将二者隔开，因此，整个心脏可以看作分别由左、右心房和左、右心室组成的两个合胞体。心肌一旦兴奋，心房和心室这两个合胞体的所有心肌细胞将先后发生同步收缩，这种同步收缩保证了心脏各部分之间的协同工作和发挥有效的泵血功能。

（3）不发生完全强直收缩 由于心肌兴奋性周期的有效不应期特别长，相当于整个收缩期和舒张早期。在有效不应期内，心肌细胞不接受任何刺激而产生兴奋和收缩，因此，在正常情况下，心肌不会发生完全强直收缩，这一特征保证心脏总是处于节律性收缩和舒张交替活动，从而有利于心脏的充盈和泵血功能。

二、心脏的泵血过程

心脏通过节律性收缩和舒张驱动血液流动的作用称为心脏的泵血功能。心脏收缩时将血液射入动脉，并通过动脉系统将血液分配到全身各组织；心脏舒张时血液通过静脉系统回流到心脏，使心脏充盈，为下一次射血做准备。

（一）心动周期与心率

心脏一次收缩和舒张构成一个机械活动周期，称为心动周期，包括收缩期和舒张期。

心动周期的长度与心率成反变关系。如果正常成年人的心率为75 次/分，则每个心动周期持续0.8 秒。如图4 - 14 所示，在心房的活动周期中，先是左、右心房收缩，持续约0.1 称，继而心房舒张，持续约0.7 秒。在心室的活动周期中，也是左、右心室先收缩，持续约0.3 秒，随后心室舒张，持续约0.5 秒。在一个心动周期中，心房和心室的活动按一定的次序和时程先后进行，左、右两个心房和左、右两个心室的活动都是同步进行的，心房和心室的收缩期都短于各自的舒张期。心率加快时，心动周期缩短，收缩期和舒张期都相应缩短，但舒张期缩短的程度更

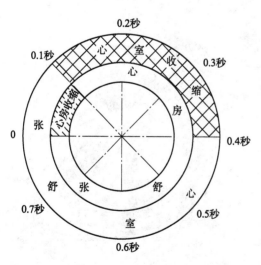

图4 -14 心动周期示意图

大，这对心脏活动是不利的。

（二）心脏的泵血过程

左、右心室的泵血过程相似，且几乎同时进行。下面即以左心室为例，阐述在一个心动周期中，心室的射血和充盈过程（图4-15），以便了解心脏的泵血机制。

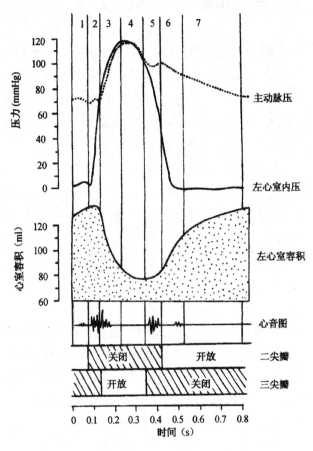

1. 心房收缩期；2. 等容收缩期；3. 快速射血期；4. 减慢射血期；

5. 等容舒张期；6. 快速充盈期；7. 减慢充盈期

图4-15 心动周期中左心室内压力、容积和瓣膜的变化

1. 心室收缩期 可分为等容收缩期和射血期，后者又分为快速射血期和减慢射血期。心室收缩期的主要生理功能是完成射血过程，即将血液由心室射入动脉。

（1）等容收缩期 心室开始收缩后，心室内的压力迅速升高，当心室内压超过房内压时，即可推动房室瓣关闭，故血液不会倒流入心房；但此时室内压仍低于主动脉压，因此主动脉瓣处于关闭状态，心室暂时成为一个封闭的腔室，心室容积保持不变，但心室肌在不断收缩，故称为等容收缩期。

（2）射血期 心室继续收缩，当心室内压高于主动脉压时，即推动主动脉瓣开放，标志着等容收缩期结束，进入射血期。

1）快速射血期 在射血早期，心室射入主动脉的血液较多，血流速度较快，称为快速射血期。此期心室射出的血液量约占总射出量的2/3。随着心室内的血液射入主动脉，心室容积迅速缩小，但由于心室肌强烈收缩，室内压仍持续上升，并达到峰值。

2）减慢射血期 在射血后期，由于心室收缩强度的减弱，射血的速度逐渐减慢，故称为减慢射血期。在减慢射血期内，室内压和主动脉压都由峰值逐渐下降。需指出的是，在快速射血期的中期或稍后，乃至整个减慢射血期，室内压已低于主动脉压，但此时心室内的血液因具有较高的动能，故仍可逆浓度梯度进入主动脉。

2. 心室舒张期 包括等容舒张期和心室充盈期，后者又分为快速充盈期、减慢充盈期和心房收缩期。心室舒张期的主要生理功能是完成充盈过程，即让血液流回心室，为下一次射血准备。

（1）等容舒张期 射血后，心室开始舒张，室内压下降，主动脉内血液向心室反流推动主动脉瓣关闭；但此时心室内压仍高于房内压，因此房室瓣亦处于关闭状态。心室又暂时成为密闭的腔室，心室容积不变，但心室肌在不断舒张，故称为等容舒张期。

（2）心室充盈期 随着心室肌继续舒张，室内压继续下降，当室内压低于房内压时，房室瓣开放，心房内血液流入心室，进入心室充盈期。

1）快速充盈期 房室瓣开启初期，由于心室肌很快舒张，室内压明显降低，甚至成为负压，心房和心室之间形成很大的压力梯度，因此，心室对心房和大静脉内的血液产生"抽吸作用"，血液快速流入心室，使心室容积迅速增大，这一时期称为快速充盈期。

2）减慢充盈期 随着心室内血液量的不断增加，心房和心室之间的压力梯度逐渐减小，血液进入心室的速度也逐渐减慢，这段时间称减慢充盈期。

3）心房收缩期 在心室舒张期的最后0.1秒，下一个心动周期的心房收缩期开始，使心室进一步充盈。

如上所述，心室肌的收缩和舒张是造成室内压变化，并导致心房和心室之间以及心室和主动脉之间产生压力梯度的根本原因；而压力梯度是推动血液在心房、心室及主动脉之间流动的主要动力。心脏瓣膜的结构特点和开闭活动，保证了血液只能沿一个方向流动。

右心室的泵血过程与左心室基本相同，但由于肺动脉压约为主动脉压的1/6，因此在心动周期中右心室内压的变化幅度比左心室内压的变动小得多。

（三）心音

在心动周期中，心肌收缩、瓣膜开闭、血液流速改变形成的湍流和血流撞击心室壁和大动脉壁引起的振动可通过周围组织传递到胸壁，用听诊器便可在胸部某些部位听到相应的声音，称为心音。正常人在一次心搏过程中可产生四个心音，即第一、第二、第三和第四心音。通常用听诊方法只能听到第一和第二心音，在某些青年人和健康儿童可听到第三心音。

1. 第一心音 标志着心室收缩的开始，在心尖搏动处（左侧第5肋间锁骨中线）听诊最为清楚。其特点是音调较低，持续时间较长。第一心音是由于房室瓣突然关闭引起心室内血液和室壁的振动，以及心室射血引起的大血管壁和血液湍流所发生的振动而产生的。

2. 第二心音 标志着心室舒张期的开始，在胸骨右、左两旁第2肋间（即主动脉瓣和肺动脉瓣听诊区）听诊最为清楚。其特点是频率较高，持续时间较短。第二心音是由主动脉瓣和肺动脉瓣关闭，血流冲击大动脉根部引起血液、管壁及心室壁的振动而引起。

心脏的某些异常活动可以产生杂音或其他异常的心音。因此，听取心音对于心脏疾病的诊断具有重要意义。

（四）心脏泵血功能的评价

心脏的泵血功能可以随着机体在不同状态下代谢的需要而发生变化。心脏泵血量的多少是评价心脏功能的重要指标，常用的指标有以下几种。

1. 每搏输出量和射血分数

（1）每搏输出量 一侧心室一次心脏搏动所射出的血液量，称为每搏输出量，简称搏出量。安静状态下，正常成年人的每搏输出量平均约70 ml（60～80 ml）。

（2）射血分数 心室在每次射血时，并未将心室内充盈的血液全部射出。搏出量占心室舒张末期容积的百分比，称为射血分数。健康成年人安静状态下的射血分数为55%～65%。在心室功能减退、心室异常扩大的患者，搏出量可能与正常人无明显差异，但心室舒张末期容积增大，因此射血分数明显降低。故与搏出量相比，射血分数能更准确地反映心脏的泵血功能，对早期发现心脏泵血功能异常具有重要的临床意义。

2. 每分输出量与心指数

（1）每分输出量 一侧心室每分钟射出的血量，称为每分输出量，简称心输出量。心输出量＝心率×搏出量。若以心率75次/分、搏出量70 ml来计算，正常成人安静时心输出量平均约为5 L/min。心输出量与机体的代谢水平相适应，并与性别、年龄等因素有关。女性的心输出量比同体重男性低10%左右，青年人心输出量较老年人高，剧烈运动时心输出量为安静时的5～6倍，可达到25～30 ml。

（2）心指数 在相同条件下，不同个体代谢水平不同，对心输出量的需求也不同，如身材高大者对心输出量的需求大于身材矮小者。因此，用心输出量来评价不同个体的心功能是不全面的。研究表明，人在安静时的心输出量，与身体、体重并不成正比，而是与体表面积成正比。以单位体表面积计算的心输出量，称为心指数。我国中等身材成人的体表面积为1.6～1.7 m²，安静时心输出量以5 L/min计算，心指数为3.0～3.5 L/（min·m²）。心指数是评价不同个体心功能的常用指标。

3. 心力贮备 心输出量随着人体代谢的需要而增加的能力，称为心力贮备。正常成人安静时心输出量约为5 L/min，剧烈运动时可高达25～35 L/min，说明健康人的心脏有相当大的贮备能力。心力贮备包括心率贮备和搏出量贮备。

（1）心率贮备 正常健康成年人安静时的心率为60～100次/分。假如搏出量保持不变，使心率在一定范围内加快，当心率达160～180次/分时，心输出量可增加至静息时的2～2.5倍，称为心率贮备。但如果心率过快（大于180次/分），由于舒张期过短，心室充盈不足，从而导致搏出量和心输出量减少。

（2）搏出量贮备 包括收缩期贮备和舒张期贮备。心室做最大程度收缩时，心室收缩末期容积可从55 ml减少至15～20 ml，即收缩期贮备为35～40 ml；而心室做最大程度舒张时，心室舒张末期容积从约125 ml增加到140 ml左右，即舒张期贮备为15 ml。

（五）心输出量的影响因素

心输出量＝搏出量×心率，因而，凡是影响搏出量和心率的因素均可影响心输出量。而搏出量的多少则决定于心室的前负荷、后负荷和心肌收缩能力等。

1. 前负荷 是指心室舒张末期的充盈量，相当于静脉回心血量与心室射血后剩余血量之和。正常情况下，心室射血后剩余血量基本保持不变，而当静脉回心血量在一定范围内增加时，心室舒张末期容积增大，引起心室肌初长度增加，进而导致心肌收缩力增强，搏出量增多。这种通过改变心肌初长度而引起心肌收缩力改变的调节，称为异长自身调节。

2. 后负荷 是指心室开始收缩后所遇到的阻力，即动脉血压。当心肌初长度、收缩能力和心率都不变的情况下，大动脉血压升高，动脉瓣开放延迟，等容收缩期延长而射血期缩短，搏出量将减少。如果大动脉血压升高超过一定的范围并长期持续时，心室肌因长期加强收缩活动，心脏做功量增加而心脏效率降低，久而久之心室肌肥厚、心室扩大，最终导致泵血功能减退。

3. 心肌收缩能力 指心肌不依赖于前、后负荷而能改变其力学活动的内在特性。通过对心肌收缩能力改变而实现心脏泵血功能的调节，称为等长自身调节。心肌收缩能力受多种因素影响，凡能影响心肌细胞兴奋 – 收缩耦联过程中各个环节的因素都可影响收缩能力，其中活化的横桥数和肌球蛋白 ATP 酶的活性是影响心肌收缩能力的主要环节。

4. 心率 在一定范围内，心率加快可使心输出量增加。但如果心率超过 160～180 次/分时，将会使心室充盈期过短，搏出量减少，故心输出量减少；而如果心率低于 40 次/分时，虽然心室充盈期延长，但心室充盈已达到极限，心舒期的延长已不能进一步增加充盈量和搏出量，因此心输出量也减少。

扫码"学一学"

第三节　血管生理

无论体循环还是肺循环，动脉、毛细血管和静脉三者依次串联，其生理功能各不相同，但主要功能均为运送血液和进行物质交换。动脉将由心室泵出的血液输送到毛细血管，血液在此处与周围组织进行物质交换后，经由静脉回流到心房。

通常我们将血液在心血管系统中流动的力学，称为血流动力学，是流体力学的一个分支，主要研究血流量、血流阻力、血压及其之间的相互关系（图 4－16）。由于血管系统是比较复杂的弹性管道系统，血液是含有血细胞与胶体物质等多种成分的液体而不是理想液体，因此，血流动力学既具有一般流体力学的共性，又有其自身的特点。

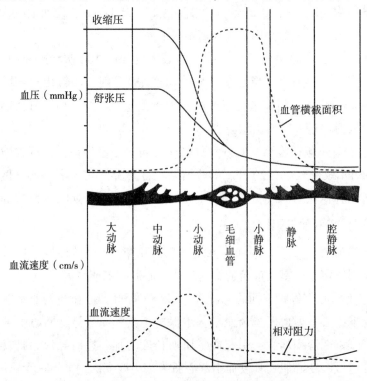

图 4－16　各段血管的血压、血液速度和血管总横截面积关系示意图

单位时间内流经血管某一横截面的血量称为血流量，通常以 ml/min 或 L/min 为单位。

血流速度是指血液中一个质点在管内移动的线速度，通常以 cm/s 或 m/s 为单位。当血液在血管内流动时，血流速度与血流量成正比，而与血管的横截面积成反比，因此，血流速度在毛细血管中最慢；在主动脉中最快。

血液在血管内流动时遇到的阻力称为血流阻力，其产生的主要原因是血液流动时血液与血管壁以及血液内部之间发生相互摩擦。根据流体力学原理，血流阻力（R）与血液黏度（η）和血管长度（L）成正比，与血管半径（r）的 4 次方成反比，可用以下公式计算：$R = 8\eta L/r^4$。生理情况下，血管长度和血液黏度变化很小，但血管口径在神经和体液因素的调节下经常发生变化，特别是富含平滑肌的小动脉和微动脉，它们是产生血流阻力的主要部位，此处的血流阻力称为外周阻力。机体对各器官血流量的分配和调节主要是通过控制各器官阻力血管的口径来实现的。

血压是指血管内流动的血液对单位面积血管壁的侧压力，按照国际标准计量单位规定，血压的单位是帕（Pa）和千帕（kPa），临床上习惯用毫米汞柱（mmHg）表示，通常所说的血压是指动脉血压。而大静脉和心房压较低，常以厘米水柱（cmH_2O）为单位。

一、动脉血压

（一）动脉血压的概念及其正常值

1. 动脉血压的概念 指动脉内流动的血液对单位面积动脉管壁的侧压力。一般指主动脉压，通常用肱动脉压来代表。在一个心动周期中，动脉血压会随着心脏的舒缩活动而发生周期性变化。心室收缩射血时，主动脉压迅速升高，在收缩期的中期主动脉血压达到最高值称为收缩压；心室舒张时，主动脉压下降，在心舒末期主动脉血压的最低值称为舒张压。收缩压和舒张压的差值称为脉压。一个心动周期中，每一个瞬间动脉血压的平均值，称为平均动脉压，约等于舒张压加 1/3 脉压。

2. 动脉血压的数值 我国健康成年人，安静状态下的收缩压为 100～120 mmHg，舒张压为 60～80 mmHg，脉压为 30～40 mmHg。临床上动脉血压习惯的记录方式为收缩压/舒张压 mmHg，如 120/80 mmHg。动脉血压存在着个体、年龄和性别差异。随着年龄的增长，血压呈逐渐升高的趋势。而且，正常人血压呈明显的昼夜波动，大多数人血压在凌晨 2～3 时最低，在上午 6～10 时及下午 4～8 时各有一个高峰，从晚上 8 时起血压呈缓慢下降趋势，表现为"双峰双谷"，这一现象称为日节律。

高血压的诊断标准不是一成不变的，而是随着最新流行病学的调查结果和循证医学的证据在不断修订的。我国高血压诊断标准自 1959 年确定至今，已修订 4 次。现认为，成人安静状态下血压≥140/90 mmHg 即为高血压，低于 90/50 mmHg 即为低血压。血压＜130/85 mmHg 为正常血压，理想血压是低于 120/80 mmHg。当收缩压在 120～139 mmHg 之间或舒张压在 80～89 mmHg 之间，将被视为高血压前期。

扫码"看一看"

拓展阅读

高血压与膳食中营养成分的关系

高血压是一种极为常见的慢性病，在我国患病率呈持续增长态势。如果不积极治疗，高血压将导致多种并发症的产生（心脏病、脑血管病和肾脏疾病等），严重威胁人类的健康和生命。高血压患者除了要按时口服降压药外，高质量的睡眠、适当的运动、良好的情绪和合理的膳食等生活方式的干预都是十分必要的，尤其是膳食在一定程度上更为重要，如膳食中钠与高血压关系密切。研究证实，高血压患者的血压与膳食中钠摄入量呈正比关系，摄钠量越低血压下降越多；服用维生素 A、维生素 C、维生素 E 可降低血压；增加蛋白质摄入量，尤其是动物蛋白质，可增加某种氨基酸、某些多肽和多种微量营养素的摄入量，这些成分可能具有降压作用；膳食纤维的摄入量与高血压呈负相关，多食粗粮可降低血压。总的说来，膳食因素对血压的影响是复杂的，由于人类并非食用单一的食物，故对高血压患者来说，调整整体膳食结构是预防高血压较好的方法。

3. 动脉血压的意义　动脉血压的相对稳定是推动血液循环和保证各器官血液供应的必要条件。若动脉血压过低，将引起器官血液供应减少，尤其是脑和心脏等重要器官的供血不足而导致严重后果；若动脉血压过高，心室射血阻力增大，久而久之可导致心室失代偿性肥大，甚至造成心力衰竭。

（二）动脉血压的形成

动脉血压的形成条件主要包括以下四个方面。

1. 心血管系统足够的血液充盈　是形成动脉血压的前提条件。血液在循环系统中充盈的程度可用循环系统平均充盈压来表示。在动物实验中，采用电刺激引起心室颤动使心脏暂时停止射血，血流也就暂停，此时在循环系统各部位所测得的压力值相同，这一压力数值即为循环系统平均充盈压。其大小取决于循环血量与循环系统容积之间的相对关系。如果血量增多或循环系统容积变小，则循环系统平均充盈压就升高；反之，平均充盈压则降低。

2. 心室射血　是动脉血压形成的必要条件。心室收缩时所释放的能量一部分作为血液流动的动能，推动血液向前流动；另一部分则转化为大动脉扩张所储存的势能。在心室舒张时，大动脉发生弹性回缩，将储存的势能再转换为动能，继续推动血液向前流动。由于心脏射血是间断的，因此，在心动周期中动脉血压将发生周期性变化，心室收缩时动脉血压升高，舒张时动脉血压降低。

3. 外周阻力　主要指小动脉和微动脉对血流的阻力。由于外周阻力的存在，心室每次收缩射出的血液只有大约 1/3 在心室收缩期流到外周血管，其余的血液暂时蓄积在主动脉和大动脉中，使大动脉扩张，并使动脉血压升高。如果没有外周阻力，心室收缩期射入大动脉的血液将会迅速全部流到外周，则不能使动脉血压升高。

4. 主动脉和大动脉的弹性贮器作用　弹性储器作用表现为在心室射血期主动脉和大动脉被动扩张，多容纳一部分血液，因此动脉血压在射血期不致升得过高。在心室舒张期，被扩张的大动脉发生弹性回缩，将在射血期多容纳的血液继续向外周方向推动（图 4-17），一方面可使心脏的间断射血变为动脉内持续的血流，另一方面又能使舒张压保持在一定水平，即在舒张期动脉血压不致降得过低。因此，在一个心动周期中，动脉血压的波动幅度远小于心室内压的变动幅度。

（三）影响动脉血压的因素

生理情况下，动脉血压的变化是多种因素相互作用的综合结果。为了便于理解，下面在单独分析某一影响因素时，都假定其他因素固定不变。

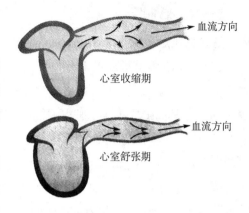

图4-17　主动脉壁弹性对血流和血压的作用

1. 每搏输出量　当每搏输出量增加时，心缩期射入主动脉的血量增多，收缩压明显升高；由于动脉血压升高，血流速度随之加快，在心舒末期存留在大动脉中的血量增加不多，故舒张压升高的幅度相对较小，脉压增大。每搏输出量减少时，收缩压明显降低，脉压减小。故一般情况下，收缩压的高低主要反映心脏每搏输出量的多少。

2. 心率　当心率加快时，心舒期明显缩短，血液流向外周的时间也缩短，因此心舒末期留在主动脉内的血量增多，舒张压升高；虽然心缩期缩短，但较高的动脉血压使血流加快，因此心缩期仍有较多的血液流向外周，存留的血液远不如舒张末期多，故收缩压升高程度较小，脉压减小。同理，当心率减慢时，舒张压下降较收缩压下降更显著，因而脉压增大。

3. 外周阻力　当外周阻力加大时，心舒期时血液向外周流动速度减慢，大动脉内存留的血液增多，因而舒张压升高。然而，由于外周阻力的增加引起动脉血压升高，从而使血液流速加快，在心缩期向外周流动的血量不会明显减少，因此收缩压升高的幅度比舒张压小，脉压减小。反之，当外周阻力减小时，舒张压和收缩压都降低，但是舒张压降低得更为明显，因此脉压加大。一般情况下，舒张压的高低可反映外周阻力的大小。

4. 主动脉和大动脉的弹性贮器作用　由于主动脉和大动脉的弹性贮器作用，使动脉血压的波动幅度明显小于心室内压的波动幅度。老年人的动脉管壁硬化，大动脉的弹性贮器作用减弱，对血压的缓冲作用减弱，因而收缩压增高而舒张压降低，脉压增大。但老年人往往同时伴有小动脉和微动脉广泛硬化，外周阻力相应增大，因此，收缩压和舒张压都升高。

5. 循环血量与血管系统容量的比例　正常情况下，循环血量与血管系统容量是相适应的，循环系统充盈程度相对稳定，产生一定的体循环平均充盈压。失血后，循环血量减小，如果此时血管系统容量变化不大，那么体循环平均充盈压必然降低，动脉血压降低；中毒性休克、药物性过敏等引起全身小血管广泛扩张时，循环血量不变而血管容积突然增大，会造成动脉血压急剧降低。

二、静脉血压

静脉是血液回心的通道以及容量血管。静脉具有容量大、易扩张及能收缩的特点。静脉的收缩和扩张可有效地调节回心血量和心输出量，使循环功能能适应不同生理条件下的需要。

（一）静脉血压

静脉血压远远低于动脉血压。当体循环血液流经毛细血管到达微静脉时，血压已降到 $15 \sim 20$ mmHg，血液最后进入右心房，此时血压已接近 0。通常将右心房和胸腔内大静脉血压称为中心静脉压，而将各器官静脉的血压称为外周静脉压。中心静脉压的正常值为 $4 \sim 12$ cmH$_2$O，其高低取决于心脏射血能力和静脉回心血量之间的相互关系。如心脏射血能力强，及时将回流入心脏的血液射入动脉，中心静脉压就低；如心脏射血能力弱，右心房和腔静脉淤血，中心静脉压就高。另外，如静脉回流速度加快（如输血或输液过快、过多），中心静脉压就高；反之，如静脉回流速度减慢（如血量不足或静脉回流障碍），中心静脉压就低。由于中心静脉压能反映回心血量、心脏射血能力和右心功能及血容量的关系，故临床上监测中心静脉压的动态改变可作为判断血容量的参考。

（二）影响静脉回心血量的因素

静脉回心血量在单位时间内等于心输出量，其取决于外周静脉压与中心静脉压之差以及静脉血流阻力。

1. 体循环平均充盈压　是反映血管充盈程度的指标。实验证明，血管系统内充盈程度越高，静脉回心血量越多。当血量增加或交感神经兴奋使容量血管收缩时，体循环平均充盈压升高，静脉回心血量增多；反之，大出血使血量减少时，静脉回心血量则降低。

2. 心肌收缩力　心脏收缩为推动血液在心血管系统内循环提供动力。心肌收缩力强时，射血后心排空较完全，在心舒期室内压就较低，因而对心房和静脉内血液抽吸的力量就较大，回心血量就较多；反之，回心血量则较少。

3. 体位改变　当体位由卧位变为立位时，身体低垂部分的静脉因跨壁压增大而扩张，容纳的血液增多，可多容纳约 500 ml 的血液，因此回心血量减少，心输出量减少，动脉血压降低。故长期卧床的患者，其静脉管壁的紧张性较低，可扩张性较高，同时腹壁和下肢肌肉的收缩力量减弱，对静脉的挤压作用降低，故当患者由平卧位突然站起时，大量血液因重力作用而淤滞于下肢，使得回心血量减少，导致心输出量减少，动脉血压下降，脑组织供血不足，严重时可发生昏厥。

4. 骨骼肌的挤压作用　人体在站立的情况下进行下肢肌肉运动，下肢肌肉在收缩时可对肌内和肌间的静脉产生挤压作用，使静脉回流加快；当肌肉舒张时，位于肌内和肌间的静脉压力降低，有利于血液从毛细血管流入静脉而使静脉充盈，当肌肉再次收缩时，又可将较多的血液挤向心脏。而且，静脉内的瓣膜使血液只能向心脏方向流动而不能倒流，因此，骨骼肌和静脉瓣膜对静脉回流起着"泵"的作用，称为"肌肉泵"和"静脉泵"。当下肢肌肉进行节律性舒缩活动时，肌肉泵的作用就能很好地发挥。而长期站立工作者（如售货员），会由于不能及时充分发挥肌肉泵的作用，而容易引起下肢静脉淤血，久而久之容易形成下肢静脉曲张。

5. 呼吸运动　能促进静脉回流，故称为呼吸泵。因为胸膜腔内压为负压，因此胸膜腔内大静脉的跨壁压较大，故大静脉经常处于充盈扩张状态。吸气时，胸腔容积增大，胸膜腔负压值增大，使胸腔内大静脉和右心房更加扩张，压力进一步降低，有利于外周静脉内的血液回流至右心房；呼气时，胸膜腔负压减小，静脉回心血量也将减少。

三、微循环

微循环遍布于全身各脏器与组织，是心血管系统与组织直接接触的部分。前已述及，血液循环的基本功能是运输营养物质到组织，并带走组织中的代谢废物，而这一功能就是在微循环部分实现的。因此，微循环发生障碍时，组织器官的功能丧失，将导致功能衰竭和疾病；同时，微循环还能控制流经组织的血流量，影响动脉血压和静脉回流量，并通过组织液的生成和回流影响全身或局部体液的分布。

（一）微循环的组成

一个典型的微循环大致包括微动脉、后微动脉、毛细血管前括约肌、真毛细血管、通血毛细血管（又称直捷通路）、动-静脉吻合支和微静脉等部分（图4-18）。

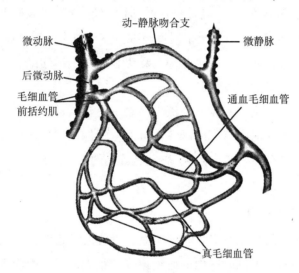

图4-18 微循环组成模式图

1. 微动脉 微循环的起点，是小动脉末梢的分支，管壁有较丰富的平滑肌，接受神经体液因素的控制而舒缩，起着微循环血流量的"总闸门"作用。

2. 后微动脉 微动脉分支成为管径更细的后微动脉，其管壁只有一层平滑肌细胞。每根后微动脉供血给一根至数根真毛细血管。

3. 毛细血管前括约肌 在真毛细血管起始端通常有1~2个平滑肌细胞，形成环状的毛细血管前括约肌，其舒缩状态决定进入真毛细血管的血流量，在微循环中起"分闸门"的作用。微动脉、后微动脉和毛细血管前括约肌三者都是微循环的"毛细血管前阻力血管"。

4. 毛细血管 管壁由单层内皮细胞构成，外面包被一薄层肌膜，无平滑肌。内皮细胞之间的相互连接处有微细裂隙，成为沟通毛细血管内外的孔道，因此，毛细血管通透性较大。且毛细血管数量多，和组织液进行物质交换的面积大。

5. 微静脉 毛细血管内的血液经微静脉进入静脉，最细的微静脉管径不超过20~30μm，管壁没有平滑肌，属于交换血管；较大的微静脉有平滑肌，属于毛细血管后阻力血管，起"后闸门"的作用，它的舒缩活动可影响毛细血管血压，从而影响体液交换和静脉回心血量。

微动脉和微静脉之间还可以通过直捷通路和动静脉吻合支相互沟通，均为微循环提供不经过真毛细血管网的快速通路。

（二）微循环的血流通路

微循环血管数量多，血管容积大，血液不可能同时经过所有的血管，因而需要进行分流。微循环的血液可经过三条途径由微动脉流向微静脉，它们各有不同的生理意义。

1. 迂回通路 血液经微动脉、后微动脉进入真毛细血管网，最后汇入微静脉。该通路中真毛细血管数量多，管壁薄，相互吻合成网，穿行于各细胞间隙，有较大通透性，血流缓慢，是血液和组织间物质交换的主要场所，所以，迂回通路又称营养性通路。在一个微循环中，并不是所有的真毛细血管网同时开放，开放的毛细血管数量与器官当时的代谢水平相适应。真毛细血管的开放受到毛细血管前括约肌活动的控制。

2. 直捷通路 指血液经微动脉、后微动脉和通血毛细血管进入微静脉的通路。通血毛细血管由后微动脉移行而成，其管壁平滑肌逐渐减少直至消失。直捷通路多见于骨骼肌中，血管短而直，血流快，经常处于开放状态，主要功能是使一部分血液通过此通路快速流入静脉，从而保证组织供血量的相对恒定。

3. 动－静脉短路 微循环中一部分血液由微动脉经动－静脉吻合支进入微静脉。该通路的血管壁较厚，有较发达的纵行平滑肌和丰富的血管运动神经末梢，血流速度快，无物质交换功能。该通路主要分布于指（趾）、唇和鼻等处的皮肤及某些器官内，主要功能是参与体温调节。

（三）微循环血流量的调节

在通常情况下，某一器官在一定时间内的血流量一般是稳定的，但是在同一时间内不同微血管中以及同一血管内不同时间内的血流速度有很大差异。因为后微动脉和毛细血管前括约肌不断发生交替性收缩和舒张活动，称为血管舒缩活动，5～10 次/分，微血管的舒缩活动可控制毛细血管的开放和关闭。当毛细血管收缩时，毛细血管关闭，导致毛细血管周围代谢产物积聚、O_2 分压降低；而积聚的代谢产物和低氧状态，可反过来引起局部后微动脉和毛细血管前括约肌舒张，于是毛细血管开放，局部组织积聚的代谢产物被血流清除。接着后微动脉和毛细血管前括约肌又收缩，使毛细血管关闭，如此周而复始。微循环血流量与血管舒缩活动有关，而血管舒缩活动主要与局部组织代谢活动有关。

四、组织液与淋巴液的生成与回流

血浆中的液体经毛细血管滤过至组织间隙，形成组织液，组织液是细胞赖以生存的内环境。组织液绝大部分呈胶冻状，不能自由流动，故不会因重力作用而流到身体低垂部位，如将注射针头插入组织间隙，也不能抽出组织液。组织液是组织细胞与血液之间进行物质交换的媒介。

（一）组织液的生成与回流

在生理情况下，组织液由毛细血管的动脉端不断产生；生成的组织液，一部分经毛细血管静脉端返回毛细血管，另一部分经淋巴管回流入血液循环（图4－19）。故正常组织液的量处于动态平衡状态。这种动态平衡取决于四种因素的共同作用，即毛细血管血压、组织液静水压、血浆胶体渗透压和组织液胶体渗透压。其中，毛细血管血压和组织液胶体渗透压是促使液体由毛细血管内向外滤过的力量；而组织液静水压和血浆胶体渗透压是将液体由毛细血管外向内重吸收的力量。滤过的力量和重吸收的力量之差，称为有效滤过压。可用下式表示：

有效滤过压 =（毛细血管血压 + 组织液胶体渗透压）-（血浆胶体渗透压 + 组织液静水压）

如有效滤过压为正值，则液体滤过毛细血管；如为负值，则发生重吸收。总的说来，流经毛细血管的血浆，有0.5% ~2%在毛细血管动脉端以滤过的方式进入组织间隙，其中约90%的滤出液在静脉端被重吸收，其余约10%进入毛细淋巴管，形成淋巴液。

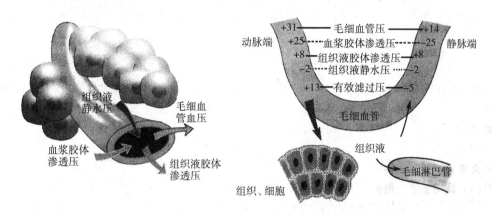

图4-19　组织液生成与回流示意图

（二）影响组织液生成的因素

在正常机体内，组织液总量维持相对恒定，因为血浆滤过和重吸收之间保持动态平衡。一旦这种平衡被破坏，如发生组织液生成过多或回流减少，则组织间隙中就会有过多的液体潴留，形成组织水肿。

1. 毛细血管血压　升高时有效滤过压增大，组织液生成增加。如右心衰竭时，静脉回流受阻，导致毛细血管血压升高，组织液生成增加，引起全身性水肿。

2. 血浆胶体渗透压　长期营养不良，蛋白质摄入过少；肝脏疾病时，肝功能障碍，肝脏合成血浆蛋白减少；某些肾脏疾病引起蛋白尿，血浆蛋白丢失过多。这些因素均可使血浆胶体渗透压降低，有效滤过压增大，组织液生成过多而造成组织水肿。

3. 毛细血管壁的通透性　在感染、烧伤、冻伤等情况下，微血管受损，毛细血管壁的通透性增加，部分血浆蛋白质滤出，从而使组织液胶体渗透压升高，血浆胶体渗透压下降，有效滤过压增大，组织液生成增多，造成水肿。

4. 淋巴回流　正常情况下，淋巴管中的淋巴回流通畅，不仅能把毛细血管滤出液中所含的少量蛋白质输送回血液循环，而且在组织液生成增多时还能代偿地增加回流，把增多的组织液带走，以防止组织液在组织间隙过多积聚而引起水肿。在某些病理情况下，如丝虫病或对乳腺肿瘤进行根治手术而将腋窝淋巴结切除后，淋巴管阻塞，淋巴回流受阻，组织液积聚导致水肿。

▶ **案例讨论**

案例： 老年男性患者，10天前有一次油漆接触史，第二天出现眼睑水肿，考虑过敏，自行口服"扑尔敏"，3天后无效去医院就诊，给予"强的龙，富马酸酮替芬，转移因子"三天仍无效，且出现头面部严重水肿，少尿。查体：尿蛋白（+++），白蛋白26.4，总蛋白46，肌酐也略增高。

问题： 1. 用所学知识解释，该患者诊断为何种疾病？

2. 用所学知识解释，该患者出现水肿的原因？

（三）淋巴液的生成与回流

组织液进入淋巴管即成为淋巴液，组织间隙中的液体通过毛细淋巴管稍膨大的盲端吸收，吸收的动力来源于组织液与毛细淋巴管内淋巴液之间的压力差。淋巴液在淋巴系统内流动称为淋巴循环。毛细淋巴管彼此吻合成网，逐渐汇合成较大的集合淋巴管，集合淋巴管壁平滑肌的收缩活动和淋巴管腔内的瓣膜共同构成"淋巴管泵"，可促进淋巴回流。健康成年人在安静时，每小时大约有120 ml的淋巴液流入血液循环，因此，淋巴循环被视为血液循环的一条侧支，是血液循环的重要辅助系统。淋巴回流具有重要的生理学意义。

1. 回收蛋白质 将组织间隙内的蛋白质带回血液循环是淋巴系统的一个重要功能，每天由淋巴液运回血液循环的蛋白质为75～200 g，约占血液中蛋白质的一半，从而在维持血浆蛋白浓度的稳态中起重要作用，同时也使组织液中蛋白质的浓度保持在较低的水平。若无此功能机体将会在24小时内死亡。

2. 运输脂肪以及其他营养物质 小肠绒毛的毛细淋巴管对营养物质特别是脂肪的吸收起重要作用。经肠道吸收的脂肪，80%～90%是经过这一途径被输送入血液的。另外，少量胆固醇和磷脂也经淋巴管吸收并被运输进入血液循环。

3. 维持体液平衡 淋巴液的总量虽不多，回流速度也缓慢，但一天中回流的淋巴液总量可达2～4 L，相当于全身全液的总量，故淋巴回流在调节血液和组织液之间的平衡中起重要作用。严重的淋巴回流受阻，可造成局部水肿，甚至可引起循环血量减少。

4. 防御和免疫功能 淋巴液在回流途中要经过多个淋巴结，淋巴结的淋巴窦内有大量具有吞噬功能的巨噬细胞，能将组织损伤时进入组织间隙的红细胞、异物、细菌等清除掉。此外，淋巴结产生的免疫细胞也可经淋巴循环到达外周组织，参与机体的免疫机制。

本章小结

1. 血液循环是人体重要的生理功能，心脏和血管是血液循环重要的结构基础，心脏是血液循环的动力器官，血管是运输、分配血液的管道。

2. 心脏的泵血过程是以一个心动周期为单位进行的，无数心动周期连在一起，保证血液周而复始的循环流动。

3. 心脏有4个生理特性：自律性、兴奋性、传导性和收缩性。

4. 动脉血压是人体重要生命体征之一。

5. 微循环有3条血流通路组成：①迂回通路。其功能是物质交换。②直捷通路。其功能是保证回心血量。③动－静脉短路。主要功能是调节体温。

6. 组织液来源于血浆；其生成的动力是有效滤过压；组织液生成过多称为水肿。

⑦ 思考题

    1. 血液循环的途径及生理学意义。

    2. 在心脏的射血期和充盈期内，心室、心房及动脉之间的压力是如何变化的？瓣膜开闭及血液流动的方向如何？

    3. 心脏有哪些生理特性？

    4. 有哪些原因可引起全身或局部水肿？为什么？

    5. 血钾、血钙过高或过低为何可导致心脏停搏？

    6. 简述动脉血压的产生条件及影响因素。

    7. 简述微循环的血流通路及生理学意义。

（周华　潘伟男）

扫码"练一练"

第五章　呼　吸

呼吸（respiration）是人体与外界环境之间气体交换的过程。人体在新陈代谢的过程中，需要从外界摄取 O_2，并排出代谢产生的 CO_2。呼吸是维持机体生命活动所必需的基本生理过程之一，呼吸一旦停止，生命便将终结。

第一节　呼吸系统的基本组成

呼吸系统由呼吸道和肺组成，主要功能是执行人体与外界环境之间的气体交换。呼吸道是传送气体的通道，肺的主要功能是进行气体交换。

一、呼吸道

呼吸道由鼻、咽、喉、气管和左右支气管组成。临床上将鼻、咽、喉称为上呼吸道；气管、主支气管及其肺内各级分支称为下呼吸道。

二、肺

肺位于胸腔内，纵隔的两侧，左右各一，主要功能是进行气体交换。肺表面光滑，质地柔软，富有弹性，呈海绵状。肺的实质为各级支气管和肺泡。肺泡是肺进行气体交换的

扫码"学一学"

场所，其壁极薄，由肺泡上皮及其基膜构成。肺泡上皮细胞有两种类型：Ⅰ型细胞数量多，气体交换主要通过该细胞进行；Ⅱ型细胞数量少，嵌于Ⅰ型细胞之间，能分泌表面活性物质，具有降低肺泡表面张力、稳定肺泡的作用。

第二节　肺通气

呼吸的全过程包括三个环节（图5-1）：①外呼吸，包括肺通气和肺换气两个过程。肺通气是肺与外界环境之间的气体交换过程，肺换气是肺泡与肺毛细血管之间的气体交换过程。②气体在血液中的运输。③内呼吸，也称组织换气，即组织细胞与组织毛细血管之间的气体交换过程。通常所称的呼吸，一般指外呼吸。

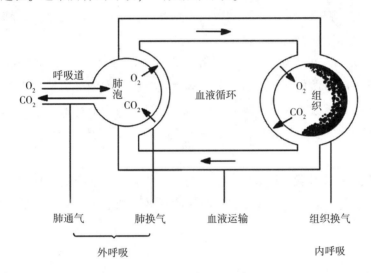

图5-1　呼吸全过程示意图

肺通气是肺与外界环境之间的气体交换过程。实现肺通气的主要结构包括呼吸道、肺泡和胸廓等。呼吸道是气体进出肺的通道，同时还具有加温、加湿、过滤、清洁吸入气体等功能。肺泡是吸入气与血液进行交换的主要场所。胸廓的节律性扩大和缩小则是实现肺通气的原动力。

一、肺通气的动力

实现肺通气的直接动力是肺内压和大气压之间的压力差。通常情况下，外界环境的压力，即大气压是相对恒定的，故气体进肺或出肺，完全取决于肺内压的变化。肺内压的高低有赖于肺的扩大和缩小，但肺本身并不具有主动扩张和回缩的能力，其扩大和缩小是由胸廓的扩大和缩小引起的，而胸廓的扩大和缩小是由呼吸肌的收缩和舒张引起的。因此，呼吸肌的舒缩引起的胸廓扩大和缩小，即呼吸运动是肺通气的原动力。

（一）呼吸运动

呼吸肌的收缩和舒张引起的胸廓节律性扩大和缩小的运动，称为呼吸运动。胸廓扩大为吸气运动，胸廓缩小为呼气运动。吸气肌主要有膈肌和肋间外肌，呼气肌主要包括肋间内肌和腹肌，此外，还有一些辅助吸气肌，如斜角肌、胸锁乳突肌等。根据呼吸深度的不同，可将呼吸运动分为平静呼吸和用力呼吸；根据呼吸肌参与的主次不同，呼吸运动可被分为腹式呼吸和胸式呼吸。

1. 平静呼吸和用力呼吸

（1）平静呼吸　指人体在安静状态下，平稳而均匀的自然呼吸。呼吸频率为12～18次/分。平静呼吸由膈肌和肋间外肌的节律性收缩和舒张引起。

平静呼吸时，吸气运动由膈肌和肋间外肌的收缩引起的，是一个主动过程。膈肌位于胸腔和腹腔之间，构成胸腔的底，静止时向上隆起，形似钟罩。当膈肌收缩时，隆起的中心下移，胸腔的上下径增大。肋间外肌收缩时，肋骨和胸骨上举，胸廓向上、向外运动，使胸腔的前后径、左右径均增大。胸腔上下径、左右径和前后径都增大，肺容积随之增大，肺内压降低，当低于大气压时，外界气体顺压力差经呼吸道进入肺内，产生吸气。

平静呼吸时，呼气运动是由膈肌和肋间外肌的舒张所导致的，是一个被动过程。膈肌和肋间外肌舒张时，胸廓弹性回位，胸廓的容积缩小，肺容积随之减小，肺内压升高，当高于大气压时，气体经呼吸道从肺内流出，形成呼气。

（2）用力呼吸　人在劳动和运动时，用力而加深的呼吸称为用力呼吸。用力吸气时，除了膈肌和肋间外肌加强收缩外，斜角肌、胸锁乳突肌等辅助吸气肌也参与收缩，使胸廓和肺容积进一步扩大，更多气体被吸入肺。用力呼气时，除上述所有吸气肌舒张外，还有肋间内肌、腹肌等呼气肌参与收缩，从而呼出更多的气体。因此，用力呼吸时，吸气和呼气都是主动过程。

2. 腹式呼吸和胸式呼吸　以膈肌的舒缩为主，伴有腹壁明显起伏的呼吸运动称为腹式呼吸；以肋间外肌的舒缩为主，胸壁起伏明显的呼吸运动称为胸式呼吸。正常成年人多为混合式呼吸。

拓展阅读

人工呼吸

肺通气的直接动力是肺内压和大气压之间的压力差。根据这一原理，在自然呼吸停止时，可用人为的方法建立肺内压与大气压之间的压力差，以维持肺通气，这就是人工呼吸。人工呼吸可分为正压法和负压法。简易的口对口人工呼吸为正压法，挤压胸廓为负压法。实施人工呼吸前，首先要保持呼吸道畅通，否则无效。

（二）肺内压

肺内气道和肺泡内的压力称为肺内压。在呼吸运动的过程中，肺内压随胸腔容积而发生周期性变化。平静吸气时，肺容积随胸廓扩大而增大，肺内压随之下降，低于大气压1～2 mmHg，外界气体进入肺泡；随着肺内气体的增加，肺内压逐渐升高，至吸气末，肺内压等于大气压。平静呼气时，肺容积随胸廓缩小而减小，肺内压增大，高于外界大气压1～2 mmHg，气体由肺内流出；随着肺内气体的逐渐减少，肺内压随之降低，至呼气末，肺内压等于大气压。

（三）胸膜腔内负压

胸膜腔是存在于肺和胸廓之间的一个密闭的潜在腔隙，由紧贴于肺表面的脏层胸膜和紧贴于胸廓的壁层胸膜所构成。胸膜腔内没有气体，仅有一薄层浆液。浆液一方面起润滑作用，减少两层胸膜之间的摩擦；另一方面，浆液分子之间的内聚力可使两层胸膜紧紧贴在一起，不易分开，使肺随胸廓的运动而被动张缩。

胸膜腔内的压力称为胸膜腔内压，简称胸内压。将连有检压计的注射针头刺入胸膜腔内可直接测定胸内压（图 5 – 2），通过测定食管内压力也可间接反映胸内压的变化。在平静呼吸的全过程中，胸膜腔内的压力都低于大气压，以大气压为 0，则胸膜腔内压力为负值，习惯上称为胸膜腔内负压，简称胸内负压。平静吸气末，胸膜腔内压力为 – 10 ~ – 5 mmHg；平静呼气末，胸内负压为 – 5 ~ – 3 mmHg。

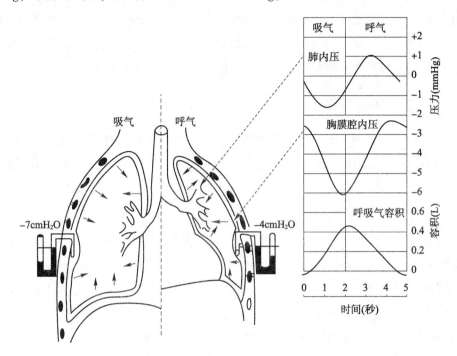

图 5 – 2　呼吸时肺内压、胸内压和肺容积变化示意图

胸膜腔内负压的形成与肺和胸廓的自然容积不同有关。在人生长发育的过程中，胸廓的发育比肺快，胸廓的自然容积大于肺的自然容积。由于两层胸膜紧紧贴在一起，不易分开，所以肺总是受到胸廓的被动牵拉而处于一定程度的扩张状态。因此，胸膜腔受到两种相反力的作用，一是使肺泡向外扩张的肺内压，二是使肺泡向内回缩的肺回缩压。胸膜腔内压力就是这两种方向相反的力的代数和，即：

$$胸膜腔内压 = 肺内压 – 肺回缩压$$

在吸气末和呼气末，肺内压等于大气压，则：

$$胸膜腔内压 = 大气压 – 肺回缩压$$

若以大气压为 0，则：

$$胸膜腔内压 = – 肺回缩压$$

可见，胸膜腔内压力是由肺的回缩压所决定的。在平静呼吸的全过程中，肺始终处于扩张状态而有回缩趋向，因此，回缩压总是正值，胸膜腔内压力因而保持负值。吸气时，肺扩张程度增大，肺回缩压增大，胸膜腔内负压值（绝对值）增大；呼气时，肺扩张程度减小，肺回缩压降低，胸膜腔内负压值（绝对值）也减小。

胸膜腔内负压具有重要的生理意义：①维持肺的扩张状态而不至萎缩，使肺随胸廓的运动而运动；②作用于胸膜腔内的腔静脉、胸导管等薄壁器官，使之扩张而压力下降，从而促进静脉血和淋巴液的回流。胸膜腔的密闭性是胸内负压形成的前提。当胸膜受损，如胸壁贯通伤或肺损伤累及脏层胸膜时，气体将进入胸膜腔内，形成气胸。此时，胸膜腔内压力等于外界大气压，肺将因其本身回缩力而萎陷，不再随胸廓的运动而张缩，影响肺通气功能，还可导致血液和淋巴回流受阻，严重者可因呼吸、循环功能障碍而危及生命。

综上所述，实现肺通气的直接动力是肺内压与大气压之间的压力差；呼吸肌舒缩引起的胸廓扩大、缩小的呼吸运动，是肺通气的原动力；胸膜腔负压的存在，保证肺处于扩张状态，使肺随胸廓的运动而张缩，是使原动力转化为直接动力的关键。

二、肺通气的阻力

肺通气过程中所遇到的阻力称为肺通气阻力，包括弹性阻力和非弹性阻力。平静呼吸时，弹性阻力约占总阻力的70%，非弹性阻力约占30%。肺通气阻力增大是临床上肺通气功能障碍的最常见原因。

（一）弹性阻力

弹性物体受到外力作用而变形时，会产生对抗变形的力称为弹性阻力。弹性阻力的大小可以用顺应性来衡量。顺应性是指弹性物体在外力作用下的可扩张性。顺应性与弹性阻力成反变关系，即顺应性越大，弹性阻力越小；反之，顺应性越小，则弹性阻力越大。肺通气的弹性阻力包括肺弹性阻力和胸廓弹性阻力。

1. 肺弹性阻力 肺弹性阻力来自两个方面：一是肺泡表面张力，约占肺总弹性阻力的2/3；二是肺弹性纤维的弹性回缩力，约占1/3。

（1）肺泡表面张力 是一种使肺泡趋向于缩小的力，该张力产生于肺泡内表面薄层液体与肺泡内气体构成的液－气界面上。由于液体分子之间的相互吸引，球形液－气界面的表面张力趋向于使肺泡回缩，表面积缩小，是肺弹性阻力的主要来源之一。肺泡表面张力过大时，可阻碍肺泡扩张，增大吸气阻力；使大小肺泡内压不稳定；还可促进肺部组织液生成而导致肺水肿。但在生理状态下，由于肺泡液－气界面上存在有肺泡表面活性物质，所以，上述情况不会发生。

肺泡表面活性物质是由肺泡Ⅱ型细胞合成并分泌的一种脂蛋白的混合物，主要成分是二棕榈酰卵磷脂。肺泡表面活性物质分布于肺泡液－气界面上，主要作用是降低肺泡表面张力，增大肺顺应性具有下列重要的生理意义：①减小肺泡回缩力，有利于肺的扩张，减少吸气做功；②维持大小肺泡容积的稳定性。正常成人的肺约由3亿个大小不等的肺泡组成，大小肺泡彼此连通。根据 Laplace 定理，肺泡回缩压（P）与肺泡表面张力（T）成正比，而与肺泡半径（r）成反比，即 $P = 2T/r$。小肺泡由于半径小，回缩压大；而大肺泡的半径大，回缩压小。因此，气体将由高压的小肺泡流入低压的大肺泡内，从而导致大肺泡膨胀，小肺泡萎缩，大、小肺泡失去稳定性。但在生理情况下，肺泡液－气界面上分布有肺泡表面活性物质，其密度随肺泡的张缩而发生相应变化。大肺泡表面活性物质密度较低，降低表面张力作用较弱；而小肺泡表面活性物质密度较高，降低表面张力作用较强，结果使大、小肺泡的回缩力基本相等，从而维持了大、小肺泡容积的稳定（图 5 - 3）。③减少肺部组织液生成，防止肺水肿的发生。肺泡表面张力的合力指向肺泡腔内，可对肺泡间质产生"抽吸"作用，使组织液生成增加。肺泡表面活性物质可降低肺泡表面张力，减弱对肺泡间质的"抽吸"作用，从而防止肺水肿的发生。

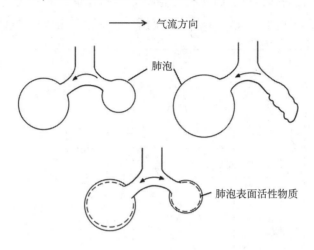

图 5 - 3　肺泡表面张力与肺泡表面活性物质作用示意图

（2）肺弹性纤维的弹性回缩力　肺组织含有弹性纤维，当肺被扩张时，弹性纤维被牵拉而趋向于回缩，产生弹性回缩力。在一定范围内，肺扩张越大，其牵拉作用越强，肺弹性回缩力也越大；反之，则弹性回缩力越小。

肺弹性阻力虽然对吸气起阻力作用，但对呼气有动力作用。在肺充血、肺组织纤维化或肺泡表面活性物质减少时，肺弹性阻力增大，顺应性降低，肺不易扩张，吸气阻力增大，患者表现为吸气困难；而在肺气肿等疾病时，肺弹性纤维被大量破坏，弹性回缩力减小，顺应性增大，肺泡气不易被呼出，患者表现为呼气困难。

2. 胸廓弹性阻力　胸廓是一个双向弹性体，其弹性回缩力的方向因胸廓的位置而改变。当胸廓处于自然位置（肺容量相当于肺总量的 67%）时，胸廓无变形，其弹性阻力为 0；当肺容量小于肺总量的 67% 时，胸廓被牵引向内而缩小，其弹性阻力向外；当肺容量大于肺总量的 67% 时，胸廓被动扩大，其弹性阻力向内。正常人因胸廓弹性阻力引起肺通气功能障碍的情况少见，所以临床意义不大。

（二）非弹性阻力

非弹性阻力包括气道阻力、惯性阻力和黏滞阻力。正常情况下，气道阻力占非弹性阻力的 80% ~ 90%。气道阻力是指气体流经呼吸道时，气体分子之间、气体分子与气道壁之间的摩擦力，气道阻力增大是临床上通气功能障碍的最常见病因。

气道阻力受气流速度、气流形式和气道口径等因素的影响。气道口径的大小是影响气道阻力的主要因素。气道阻力与气道半径的 4 次方成反比，气道口径越小，气道阻力越大；反之，则气道阻力越小。气道口径的大小受神经、体液等因素的影响。交感神经兴奋时，气道平滑肌舒张，气道口径增大，阻力减小；副交感神经兴奋时，气道平滑肌收缩，气道口径减小，阻力增大。儿茶酚胺可使气道平滑肌舒张，气道阻力减小；组胺、5 - 羟色胺和缓激肽等则可引起气道平滑肌收缩，使气道阻力增大。

三、肺通气功能的评价

（一）肺容积和肺容量

肺内气体的容积称为肺容积。通常将肺容积分为潮气量、补吸气量、补呼气量和余气量四项互不重叠的部分（图5-4）。肺容积中两项或两项以上的联合气体量称为肺容量。

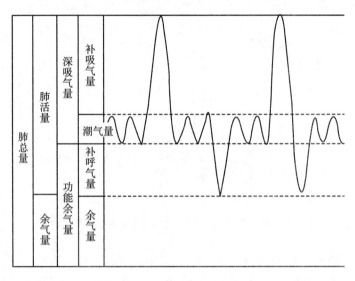

图5-4　肺容积与肺容量示意图

1. 潮气量　每次呼吸时吸入或呼出的气量称为潮气量（tidal volume，TV）。正常成人平静呼吸时的潮气量为400～600 ml，平均500 ml。

2. 补吸气量与深吸气量　平静吸气末，再尽力吸气所能吸入的气量称为补吸气量（inspiratory reserve volume，IRV）。正常成人为1500～2000 ml，此时肺处于最大扩张状态。潮气量与补吸气量之和称为深吸气量（inspiratory capacity，IC），是衡量肺最大通气潜能的一个重要指标。

3. 补呼气量　平静呼气末，再尽力呼气所能呼出的气量称为补呼气量（expiratory reserve volume，ERV）。正常成人的补呼气量为900～1200 ml，此时肺回缩至最小状态。

4. 余气量和功能余气量　最大呼气末，仍存留于肺内不能呼出的气量称为余气量（residual volume，RV）。正常成人为1000～1500 ml，余气量的存在可避免肺泡塌陷。

平静呼气末，存留于肺内的气量称为功能余气量（functional residual capacity，FRC）。它等于补呼气量和余气量之和，正常成人约为2500 ml。功能余气量的生理意义是缓冲呼吸过程中肺泡气氧分压和二氧化碳分压的变化幅度，有利于肺换气。

5. 肺活量与时间肺活量　尽力吸气后再尽力呼气，所能呼出的最大气量称为肺活量（vital capacity，VC）。它是潮气量、补吸气量和补呼气量三者之和。正常成年男性约为3500 ml，女性约为2500 ml。肺活量测定方法简单，重复性好，可反映一次通气的最大能力，是衡量肺通气功能的常用指标之一。但是，测定肺活量时，由于不限制呼气的时间，在某些肺组织弹性降低或呼吸道狭窄的患者，虽然肺通气功能已经降低，但所测得的肺活量仍可正常。因此，肺活量测量有其局限性，不能充分反映肺通气功能的状况。

时间肺活量（timed vital capacity，TVC）是指尽力吸气后，再尽力尽快呼气，计算第1

秒、第 2 秒、第 3 秒末呼出气量占肺活量的百分比。正常成年人第 1、2、3 秒末正常值分别为 83%、96% 和 99%。其中以第 1 秒末的值最有意义，如果低于 60% 则为异常。时间肺活量不仅反映肺活量的大小，而且能反映呼吸阻力的变化，是评价肺通气功能的一项较理想指标。肺弹性降低或阻塞性肺疾病患者，时间肺活量可显著降低。

6. 肺总量 肺所能容纳的最大气体量称为肺总量（total lung capacity）。它是肺活量和余气量之和，正常成年男性约为 5000 ml，女性约为 3500 ml。

（二）肺通气量

肺通气量是指单位时间内进或者出肺的气体总量，包括每分钟通气量和每分钟肺泡通气量。

1. 每分钟通气量 每分钟吸入或呼出的气体总量称为每分钟通气量。它等于潮气量与呼吸频率的乘积，即：

$$每分钟通气量 = 潮气量 × 呼吸频率$$

正常成年人平静呼吸时，潮气量约为 500 ml，呼吸频率为 12 ~ 18 次/分，则每分钟通气量为 6 ~ 9 L。劳动或剧烈运动时，每分钟最大通气量可达到 150 L 以上。

2. 无效腔和每分钟肺泡通气量

（1）无效腔 在呼吸的过程中，每次吸入的新鲜气体并不能全部到达肺泡，总有一部分气体将留在呼吸道中。从鼻到终末细支气管的呼吸道是气体进出肺的通道，无气体交换功能。生理学上将这部分无气体交换功能的呼吸道容积称为解剖无效腔，正常人其容量较恒定，约为 150 ml。进入肺泡的气体，也不一定都能与血液进行气体交换，未能发生交换的肺泡容量称为肺泡无效腔。肺泡无效腔与解剖无效腔一起合称为生理无效腔，简称无效腔。健康成人，生理无效腔一般等于解剖无效腔。

（2）每分钟肺泡通气量 每分钟吸入肺泡的新鲜空气量称为每分钟肺泡通气量。由于这部分气体一般能与血液进行气体交换，因此也称为有效通气量。其计算公式如下：

$$每分钟肺泡通气量 = （潮气量 - 无效腔气量）× 呼吸频率$$

正常成人平静呼吸时，潮气量为 500 ml，无效腔气量为 150 ml，呼吸频率为 12 次/分，则每分钟肺泡通气量为 4.2 L 左右。

由于无效腔的存在，为了计算真正有效的气体交换量，应以肺泡通气量为准。由于无效腔的容积是相对恒定的，所以肺泡通气量主要受潮气量和呼吸频率的影响。浅而快的呼吸可减少肺泡通气量，对人体不利；适当深而慢的呼吸可增加肺泡通气量，从而提高肺通气效能（表 5 - 1）。

表 5 - 1 不同呼吸形式时的肺通气量

呼吸形式	呼吸频率 （次/分）	潮气量 （ml）	每分钟通气量 （ml/min）	每分钟肺泡通气量 （ml/min）
平静呼吸	16	500	8000	5600
浅快呼吸	32	1000	8000	6800
深慢呼吸	8	250	8000	3200

第三节　肺换气和组织换气

一、气体交换的原理

（一）气体的扩散

根据物理学的原理，气体分子无论是处于气体状态，还是溶解于液体之中，总是由压力高处向压力低处移动，直至两处压力相等为止，这一过程称为扩散。肺换气和组织换气都是以扩散方式进行的。单位时间内气体分子扩散的量称为扩散速率。气体的扩散速率与气体的分压差、分子量和溶解度有关。

1. 气体的分压差　在混合气体中，某种气体在总压力中所占有的压力，称为该气体的分压。每一种气体的分压取决于其自身的浓度和总压力，而与其他气体无关。计算公式如下：

$$气体分压 = 总分压 \times 该气体容积百分比$$

某气体在两个区域之间的分压差，称为该气体的分压差，它是气体扩散的动力。分压差越大，扩散速率越高；反之，扩散速率越低。空气、肺泡气、动脉血、静脉血和组织液中的 PO_2 和 PCO_2 见表 5-2。

表 5-2　空气、肺泡气、动脉血、静脉血和组织液中 PO_2 和 PCO_2（mmHg）

	空气	肺泡气	动脉血	静脉血	组织液
PO_2	159	104	100	40	30
PCO_2	0.3	40	40	46	50

2. 气体的分子量和溶解度　气体扩散速率与分子量的平方根成反比，质量越轻的气体，扩散越快。如果扩散发生在气相和液相之间，扩散速率还与气体在溶液中的溶解度成正比，溶解度越大的气体，扩散越快。

在肺泡气与静脉血之间，O_2 和 CO_2 的分压差之比为 10：1；分子量平方根之比为 1：1.14；溶解度之比为 1：24。几种因素综合影响的结果使 CO_2 的扩散速率是 O_2 的 2 倍。由于 CO_2 比 O_2 更易扩散，故临床上气体交换不足时，缺 O_2 比 CO_2 潴留更为常见，呼吸困难的患者往往先出现缺氧。

二、肺换气和组织换气的过程

（一）肺换气的过程

由于肺泡气中的 PO_2（104 mmHg）高于静脉血中的 PO_2（40 mmHg）；肺泡气中的 PCO_2（40 mmHg）低于静脉血中的 PCO_2（46 mmHg）。因此，静脉血流经肺毛细血管时，肺泡气中的 O_2 就在分压差的作用下，由肺泡扩散入血液；而 CO_2 则由血液向肺泡扩散。O_2 和 CO_2 在肺泡和血液之间的扩散极为迅速，不到 0.3 s 即可达到平衡，结果使静脉血变成含 O_2 较多、含 CO_2 较少的动脉血，完成肺换气过程。通常，血液流经肺毛细血管的时间约为 0.7 s，而气体交换仅需 0.3 s 就可完成，因此，肺换气有很大的储备能力（图 5-5）。

（二）组织换气的过程

动脉血中的 PO_2（100 mmHg）高于组织中的 PO_2（30 mmHg）；组织中的 PCO_2（50 mmHg）高于动脉血中的 PCO_2（40 mmHg）。因此，动脉血流经组织细胞毛细血管时，在分压差的作用下，O_2 就由动脉血向组织细胞扩散；而组织细胞中的 CO_2 则扩散入动脉血。结果使动脉血变成含 O_2 较少、含 CO_2 较多的静脉血，完成组织换气过程（图5-6）。

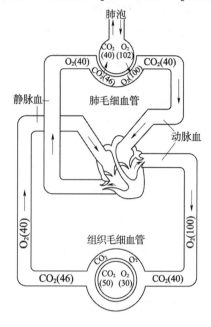

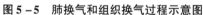

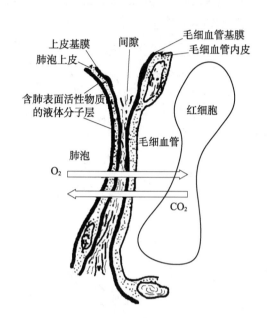

图5-5 肺换气和组织换气过程示意图　　　图5-6 呼吸膜结构示意图

三、影响肺换气的主要因素

肺换气除了受到气体分子的分压差、分子量和溶解度等因素的影响外，还与呼吸膜的厚度、呼吸膜的面积和通气/血流比值等因素有关。

（一）呼吸膜的厚度和面积

呼吸膜指的是肺泡腔与肺毛细血管管腔之间的膜。由6层结构组成：含肺泡表面活性物质的液体层、肺泡上皮细胞层、肺泡上皮基膜层、肺泡与毛细血管之间的间质层、毛细血管基膜层、毛细血管内皮细胞层（图5-6）。正常呼吸膜非常薄，六层结构总厚度平均不到1 μm，有的部位只有0.2 μm，因而通透性很大，气体易于扩散通过。正常成人两肺约有3亿个肺泡，总扩散面积约70 m²。安静状态下，用于气体扩散的呼吸膜面积仅需40 m²左右，因而有广大的面积储备。

气体的扩散速率与呼吸膜的厚度成反比，与呼吸膜的面积成正比。正常情况下，呼吸膜广大的面积储备和良好的通透性，保证了 O_2 和 CO_2 在肺泡和血液之间能迅速进行交换。临床上，呼吸膜面积减小（如肺气肿、肺不张、肺实变等）或呼吸膜厚度增大（如肺炎、肺纤维化等）的病理改变，都会降低气体的扩散速率，导致扩散量减少。

（二）通气/血流比值

肺换气发生在肺泡气和静脉血之间，要达到高效率的气体交换，既要有充足的肺泡通气量，又要有足够的肺血流量。通气/血流比值（ventilation/perfusion ratio）是指每分钟肺泡通气量（V）和每分钟肺血流量（Q）之间的比值，简称 V/Q 比值。正常成人安静时，每分钟肺泡通气量约为 4.2L，每分钟肺血流量（即心输出量）约为 5L，V/Q 比值为 0.84。V/Q 比值等于 0.84 时，两者最为匹配，换气效率最高，静脉血流经肺毛细血管，全部变为动脉血。若 V/Q 比值增大，表明肺通气过剩，血流相对不足，部分肺泡气体不能与血液进行充分交换，致使肺泡无效腔增大，换气效率降低。此种情况临床上多见于肺血管部分栓塞。若 V/Q 比值减小，则说明肺通气不足，血流相对过多，部分静脉血流经不良的肺泡，得不到气体交换，形成功能性的动 - 静脉短路，也使换气效率降低，此种情况临床上可见于支气管痉挛。可见，V/Q 比值等于 0.84 时换气效率最高，无论 V/Q 比值增大或减小，都会使换气效率下降（图 5 - 7）。

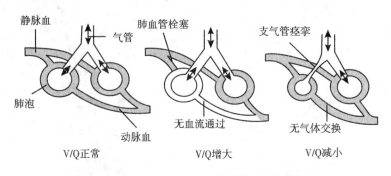

图 5 - 7 通气/血流比值变化示意图

第四节 气体在血液中的运输

经肺换气进入血液中的 O_2，必须由血液循环运输到全身各器官，供组织细胞利用；CO_2 经组织换气进入血液中后，也必须由血液运输至肺部才能排出体外。可见，O_2 和 CO_2 是由血液来运输的。O_2 和 CO_2 在血液中的运输方式由两种：物质溶解和化学结合。O_2 和 CO_2 物理溶解的量都很少，主要运输形式为化学结合（表 5 - 3）。O_2 和 CO_2 物理溶解的量虽然很少，但很重要，因为气体必须先溶解于血浆中，才能发生化学结合，化学结合的气体也必须先溶解到血浆中，才能逸出血液。体内物理溶解和化学结合的气体量处于动态平衡中。

表 5 - 3 血液中 O_2 和 CO_2 的含量（ml/L 血液）

	O_2			CO_2		
	物理溶解	化学结合	合计	物理溶解	化学结合	合计
动脉血	3	200	203	25	464	489
静脉血	1	152	153	29	500	529

一、O_2 的运输

扩散入血液中的 O_2 绝大部分进入红细胞内，与血红蛋白（Hb）结合形成氧合血红蛋白（HbO_2）而运输，此种化学结合形式约占 O_2 总运输量的 98.5%。

（一）Hb 与 O_2 的结合的特征

1. 快速性和可逆性 Hb 与 O_2 的结合反应快速、可逆，不需要酶的催化，反应进行的方向主要受 PO_2 的影响。当血液流经 PO_2 高的肺部时，Hb 与 O_2 结合，形成氧合血红蛋白；

当血液流经 PO_2 低的组织时，HbO_2 迅速解离，释放出 O_2，成为去氧血红蛋白。其过程如下式：

$$Hb + O_2 \underset{PO_2 低}{\overset{PO_2 高}{\rightleftharpoons}} HbO_2$$

HbO_2 呈鲜红色，动脉血含 HbO_2 多，故呈鲜红色；Hb 呈紫蓝色，静脉血含 Hb 比动脉血多，呈暗红色。当血液中去氧血红蛋白达到 50 g/L 以上时，口唇、甲床等毛细血管丰富的浅表部位将出现青紫色，称为发绀。临床上发绀一般可作为缺 O_2 的标志。但在一些严重贫血的患者，虽严重缺 O_2，但由于 Hb 总量达不到 50 g/L，并不表现为发绀；而高原性红细胞增多症患者，Hb 总量过多，超过 50 g/L，虽不缺 O_2，却出现发绀。

2. 氧合而非氧化 Hb 与 O_2 结合后，Hb 中的 Fe^{2+} 仍保持低价状态，没有发生电子的转移。因此，该反应是氧合，而不是氧化，生成的血红蛋白称为氧合血红蛋白。

（二）Hb 与 O_2 结合的量

1 分子 Hb 中有 4 个 Fe^{2+}，每一个 Fe^{2+} 都能与 O_2 进行可逆性结合，因此，1 分子 Hb 最多可结合 4 分子的 O_2。以此推算，在 100% 氧饱和状态下，1 g Hb 可结合的最大 O_2 量为 1.34 ml。生理学上，将 1L 血液中 Hb 所能结合的最大 O_2 量称为血氧容量。按正常人 Hb 平均浓度 150 g/L 计算，血氧容量为 201 ml/L（$1.34 \times 150 = 201$ ml）。但实际上，血液的含 O_2 量一般并不能达到最大值。1L 血液中 Hb 实际结合的 O_2 量称为血氧含量。血氧含量占血氧容量的百分比称为血氧饱和度。正常人动脉血 PO_2 高，血氧含量约为 194 ml/L，血氧饱和度约为 98%；静脉血 PO_2 低，血氧含量约为 144 ml/L，血氧饱和度约为 75%。

（三）氧解离曲线及其影响因素

1. 氧解离曲线 表示血液 PO_2 与血氧饱和度关系的曲线称为氧解离曲线，简称氧离曲线。在一定的范围内，血氧饱和度与 PO_2 成正相关，但并非完全的线性关系，因此氧解离曲线近似 "S" 形（图 5-8）。根据氧解离曲线的变化趋势和功能意义，一般将曲线分为三段。

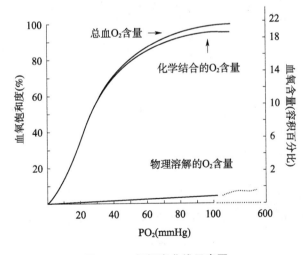

图 5-8 氧解离曲线示意图

（1）氧离曲线上段 相当于 PO_2 在 60~100 mmHg 时，一般认为上段是反映 Hb 与 O_2 结合的部分。该段曲线相对平坦，表明这个范围内 PO_2 的变化对血氧饱和度（或血液氧含量）的影响不大。这一特点具有重要的生理意义，高原地区生活或有某些呼吸系统疾病时，吸入气或肺泡气 PO_2 会有所下降，但只要不低于 60 mmHg，血氧饱和度就能维持在 90% 以上，血液仍可携带足够量的 O_2，而不至缺 O_2，说明人体对轻度低 O_2 具有一定的适应能力。

（2）氧离曲线中段　相当于 PO_2 在 40 ~ 60 mmHg 时，中段一般被认为是反映 HbO_2 解离释放 O_2 的部分。氧离曲线中段较陡，随着 PO_2 的降低，血氧饱和度较明显下降，表明有较多 O_2 从 HbO_2 中解离出来。PO_2 为 40 mmHg 时，相当于静脉血的 PO_2，血氧饱和度为 75%，血氧含量为 144 ml/L。因此，一般情况下动脉血流经组织时，血氧饱和度从 98% 降至 75%，血氧含量从 194 ml/L 降至 144 ml/L，即每升血液可释放出 50 ml O_2 供组织使用。

（3）氧离曲线下段　相当于 PO_2 在 15 ~ 40 mmHg 时，一般认为下段也是反映 HbO_2 解离释放 O_2 的部分。该段曲线最陡，即 PO_2 稍有降低，则血氧饱和度急剧下降，HbO_2 解离释放出大量的 O_2。在组织活动加强时，PO_2 可降至 15 mmHg，血氧含量仅为 44 ml/L，每升血液能释放 150 ml O_2 供组织使用，是安静时的 3 倍。这一特点对组织活动加强，O_2 需求量急剧增加时有利。

2. 影响氧解离曲线的因素　主要是血液中的 PCO_2、pH 值、温度（T）和 2，3 - 二磷酸甘油酸（2，3 - DPG）。血液中的 PCO_2 升高、pH 值减小和温度升高时，氧离曲线右移，即 Hb 与 O_2 的亲和力降低，有利于 O_2 的释放；反之，血液中 PCO_2 降低、pH 增大和温度降低时，曲线左移，O_2 的释放量减少。2，3 - DPG 是红细胞无氧糖酵解的产物，在慢性缺 O_2、贫血和高原缺 O_2 等情况下，糖酵解加强，2，3 - DPG 生成增加，也可使氧解离曲线右移，有利于 HbO_2 释放出更多的 O_2，以改善红细胞的缺氧状态（图 5 - 9）。

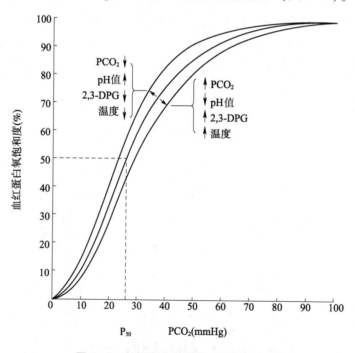

图 5 - 9　氧解离曲线的影响因素示意图

二、CO_2 的运输

血液中 CO_2 的物理溶解量约占 CO_2 总运输量的 5% 左右，化学结合形式占 95%。CO_2 的化学结合形式主要有两种：一是碳酸氢盐形式，约占总运输量的 88%；二是氨基甲酰血红蛋白形式，约占 7%。

（一）碳酸氢盐形式

碳酸氢盐形式是 CO_2 运输的主要形式。血浆中的 CO_2 进入红细胞内，与 H_2O 结合形成 H_2CO_3，H_2CO_3 再解离成 H^+ 和 HCO_3^-。其过程如下式：

$$CO_2 + H_2O \xrightleftharpoons{碳酸酐酶} H_2CO_2 \rightleftharpoons H^+ + HCO_2^-$$

当动脉血流经组织时，组织细胞代谢产生的 CO_2 经扩散进入血浆，又很快扩散入红细胞内。红细胞内含有较高浓度的碳酸酐酶（carbonic anhydrase），在其催化下，CO_2 与 H_2O 结合形成 H_2CO_3，H_2CO_3 又迅速解离成 H^+ 和 HCO_3^-。红细胞膜对 HCO_3^- 具有极高的通透性，所以，HCO_3^- 除少量在红细胞内与 K^+ 结合为 $KHCO_3$ 外，其余大部分扩散入血浆，与血浆中的 Na^+ 结合成 $NaHCO_3$。从 H_2CO_3 中解离出来的 H^+ 则与 HbO_2 结合，形成 HHb，同时释放出 O_2，供组织细胞使用（图 5-10）。该反应是可逆的，当静脉血流经肺泡时，由于肺泡内 PCO_2 较低，上述反应向相反方向进行，即 HCO_3^- 自血浆进入红细胞，在碳酸酐酶的催化下形成 H_2CO_3，解离出来的 CO_2 扩散入血浆，然后扩散入肺泡，随后排出体外。

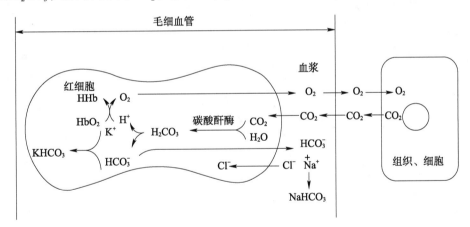

图 5-10 CO_2 在血液中的运输示意图

（二）氨基甲酰血红蛋白形式

进入红细胞内的 CO_2 还能直接与 Hb 上的自由氨基结合，形成氨基甲酰血红蛋白（HHbNHCOOH）而运输。其过程如下式：

$$HbNH_2O_2 + H^+ + CO_2 \xrightleftharpoons[肺]{组织} HHbNHCOOH + O_2$$

这一反应迅速、可逆，无需酶的催化，运输的效率很高。虽然以氨基甲酰血红蛋白形式运输的 CO_2 仅占 CO_2 总运输量的 7%，但在肺部排出的 CO_2 中却有 17.5% 左右是从氨基甲酰血红蛋白中释放出来的。

本章小结

1. 呼吸是人体的重要生理功能之一。呼吸的基本环节包括肺通气、肺换气、气体运输和组织换气。呼吸的意义主要是为人体摄入细胞代谢所需要的氧气，同时排出细胞代谢产生的二氧化碳。

2. 肺通气的直接动力是肺内压与大气压之差；肺通气的原动力是呼吸运动。

3. 肺与血液之间的气体交换称为肺换气，其结果是使静脉血变成动脉血；组织血液的气体交换称为组织换气，其结果：一是组织细胞得到氧、排出二氧化碳；二是流经组织的动脉血变成静脉血。

4. 氧气主要是以氧合血红蛋白的形式在红细胞内运输；二氧化碳主要是以碳酸氢盐的形式在血浆中运输。

? 思考题

1. 简述呼吸的概念和基本过程。
2. 简述胸膜腔负压的形成和生理意义。
3. 简述肺泡表面活性物质的来源、作用和生理意义。
4. 简述影响肺换气的主要因素。

（姚丹丹）

扫码"练一练"

第六章　消化和吸收

第一节　消化系统的组成

扫码"学一学"

消化系统由消化管（道）和消化腺组成，其主要功能是消化食物，吸收营养物质，为人体新陈代谢提供物质和能量的来源，排出食物残渣；咽和口腔还参与呼吸和语言的活动。

一、消化和吸收的概念

食物在消化管内被分解为简单、可吸收的小分子物质的过程称为消化。消化的方式有两种：机械性消化和化学性消化。依靠消化管运动完成的消化称为机械性消化，它可将食物研磨粉碎并与消化液充分混合，从而有利于化学性消化。化学性消化是指依靠消化液（主要是消化酶）完成的消化，它可将食物中的大分子物质分解为可吸收的小分子物质。

消化后的小分子物质（如葡萄糖、氨基酸、脂肪酸等）、水、无机盐和维生素通过消化道黏膜进入血液或淋巴液的过程，称为吸收。

二、消化管

（一）消化管的组成

消化管包括口腔、咽、食管、胃、小肠（包括十二指肠、空肠、回肠）和大肠（包括盲肠、结肠、直肠、肛管）。临床医学通常把口腔至十二指肠称为上消化道；空肠以下的部分则被称为下消化道（图6-1）。

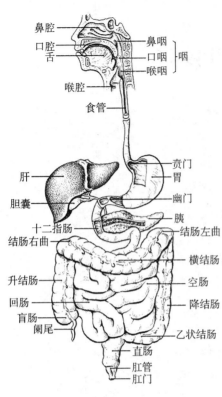

鼻腔
口腔
舌
鼻咽
口咽 咽
喉咽
喉腔
食管
贲门
胃
幽门
肝
胆囊
胰
十二指肠
结肠左曲
结肠右曲
横结肠
升结肠
空肠
回肠
降结肠
盲肠
阑尾
乙状结肠
直肠
肛管
肛门

图 6 - 1　消化系统概述示意图

（二）消化管平滑肌的一般生理特性

消化管两端管壁肌肉是骨骼肌，其活动受意识控制；而绝大多数消化管管壁肌肉是平滑肌，其活动受自主神经支配，不受意识控制。消化管平滑肌的一般特性包括：自律性、兴奋性、紧张性、延展性及对不同刺激的敏感性。

三、消化腺和消化液

（一）消化腺的组成

消化腺可分为大消化腺和小消化腺两种。大消化腺位于消化管管壁外，包括口腔腺、肝脏和胰，其中肝脏是人体最大的消化腺；小消化腺为位于消化管管壁内的小腺体等，包括唇腺、颊腺、舌腺、食管腺、胃腺和肠腺等。大消化腺和小消化腺均开口于消化管，其分泌的消化液进入消化管内（图 6 - 1）。

（二）消化液及其功能

消化液主要由水、离子和有机物（如酶、黏液、抗体等）组成，人体每天由消化腺分泌的消化液总量为 6 ~ 8 L。消化液的主要功能：①稀释、溶解食物，有助于消化和吸收；②为各段消化管内的消化酶提供适宜的 pH 环境；③水解食物中的大分子物质，有利于吸收；④保护消化道黏膜。

第二节　各段消化管的消化功能

一、口腔内的消化

（一）咀嚼和吞咽

咀嚼是咀嚼肌群依次收缩所组成的复杂的反射性活动。通过牙齿将食物切割、磨碎、研磨，再经舌的搅拌，使食物与唾液充分混合形成食团。

吞咽是指食团由口腔经食管进入胃的过程。吞咽是在中枢神经系统的调解下完成的。因此，深度麻醉、昏迷或脑神经功能障碍（如偏瘫）的患者其吞咽功能障碍，此时进食易误入气管。

（二）唾液的组成及作用

口腔内的唾液是由腮腺、颌下腺、舌下腺以及口腔黏膜散在的小唾液腺分泌的混合液。

1. 唾液的性质和成分　唾液为无色无味近似于中性（pH 6.6 ~ 7.1）的低渗液体。正常成人每日唾液分泌量为 1.0 ~ 1.5 L，其主要成分为水（约占99%），其余成分主要是黏蛋白、球蛋白、唾液淀粉酶、溶菌酶、尿素、尿酸等有机物和少量无机盐。

扫码"学一学"

2. 唾液的作用 ①湿润和溶解食物，有助于咀嚼、吞咽，并引起味觉。②唾液淀粉酶可使食物中的少量淀粉水解解为麦芽糖。③清除口腔中的残余食物，冲淡、中和进入口腔的有害物质；溶菌酶还有杀菌作用。④排泄某些物质，如重金属铅、汞等。

二、胃内的消化

（一）胃的运动形式和胃的排空

1. 胃的运动形式

（1）容受性舒张　是胃特有的运动形式为。当咀嚼和吞咽食物时，食物刺激咽及食管等处感受器，反射性地引起胃底和胃体部肌肉舒张，称为容受性舒张。其意义是使胃内压降低，有利于食物进入胃内存贮、消化。

（2）紧张性收缩　消化道平滑肌在没有受到食物刺激时，总是处于微弱、持续的收缩状态，称为紧张性收缩。其意义：①使胃内保持一定的基础压力；②使胃保持一定的形状、位置。

（3）蠕动　食物进入胃后，胃即开始蠕动。蠕动波从胃体中部开始，逐渐向幽门方向推进（图6－2）。胃蠕动可使食物与胃液充分混合并进一步被研磨，有利于化学性消化，并推送食糜分批通过幽门进入十二指肠。

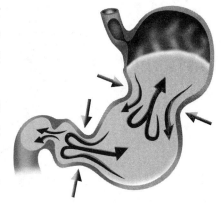

图6－2　胃的蠕动示意图

2. 胃的排空　是指食物由胃排入十二指肠的过程。胃排空是间断进行的，排空的速度主要取决于胃和十二指肠之间的压力差，而压力差的大小取决于胃内压的变化。一般流体食物比固体食物排空快；三大营养物质中，排空速度由慢至快依次是脂肪、蛋白质、糖类；混合膳食胃排空的时间为4～6小时。

影响胃排空的因素有：①胃内容物促进胃排空。食物对胃的扩张刺激可通过胃壁内神经丛反射或迷走－迷走反射引起胃运动加强，促进胃排空。②十二指肠内容物抑制胃排空。进入小肠的盐酸、脂肪、高渗溶液以及食糜等可刺激十二指肠壁上的化学感受器、渗透压感受器和机械感受器，通过胃－肠反射和肠抑胃素的分泌抑制胃的运动，阻碍胃排空；

3. 呕吐　是机体将胃及小肠上段内容物经口腔驱出的一种反射动作，属于人体的防御反射；其反射中枢位于延髓。呕吐可将胃、肠内有害物质从体内排出。剧烈、频繁的呕吐会影响人的正常进食、消化和吸收，严重时可造成体内水、电解质和酸碱平衡的紊乱。

（二）胃液的组成及作用

胃液是由胃腺分泌的一种酸性的消化液，pH为0.9～1.5，无色、透明。正常成年人每天胃液的分泌量为1.5～2.5 L。胃液的主要成分包括水、盐酸、胃蛋白酶原、黏液和内因子等。

1. 盐酸　又称胃酸，由胃腺壁细胞合成、分泌。盐酸的生理作用主要有：①激活胃蛋白酶原，使胃蛋白酶原变成胃蛋白酶，并且为胃蛋白酶提供适宜的酸性环境；②使蛋白质变性而易于消化分解；③杀死随食物进入胃内的细菌；④促进小肠（主要是十二指肠）对食物中钙和铁的吸收；⑤随食糜排入小肠后，可促进胰液、胆汁和小肠液的分泌。

2. 胃蛋白酶原　由胃腺的主细胞合成、分泌。进入胃腔后，在盐酸的作用下激活为胃蛋白酶。胃蛋白酶在酸性环境中能水解食物中的蛋白质，其最适 pH 为 2.0，随着 pH 的升高，胃蛋白酶的活性逐渐降低，当 pH 超过 6.0 时，此酶即发生不可逆的变性而失去活性。

3. 黏液和碳酸氢盐　黏液是由胃黏膜表面的上皮细胞和胃腺黏液细胞共同分泌的，其主要成分为糖蛋白。黏液覆盖在胃黏膜表面，形成厚度约为 500 μm 的凝胶层，对胃黏膜起到重要的保护作用。黏液还能与表面上皮细胞分泌的 HCO_3^- 一起构成"胃黏液 – HCO_3^- 屏障"（图 6 – 3），可有效地保护胃黏膜免受 H^+ 的侵蚀。

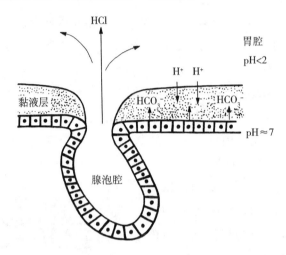

图 6 – 3　胃黏液 – HCO_3^- 屏障示意图

4. 内因子　由胃腺壁细胞分泌，能够与维生素 B_{12} 结合成复合物，以防止小肠内的水解酶破坏维生素 B_{12}。当复合物到达回肠末端时，内因子还可与小肠黏膜细胞上的特殊受体结合，从而促进维生素 B_{12} 的吸收。内因子缺乏时，可引起维生素 B_{12} 的吸收障碍，影响红细胞的生成而导致巨幼细胞贫血。

三、小肠内的消化

食物在消化管内进行消化的过程中，小肠内消化是最为重要的阶段，口腔和胃内消化均是为小肠内消化打基础。小肠内的消化液有胰液、胆汁和小肠液，可以对食糜进行比较全面的化学性消化；同时，小肠运动又进一步促使食糜磨碎及与小肠内的消化液充分混合，也利于食糜的化学性消化消化。消化后的产物，绝大部分被小肠吸收，剩余的食物残渣随着小肠的运动被推送到大肠，最终形成粪便，排出体外。

（一）小肠的运动

1. 小肠的运动形式

（1）紧张性收缩　可使小肠保持一定的形状、位置和肠腔内压力。当小肠紧张性降低（如肠麻痹）时，肠腔易于扩张，降低了肠腔内的压力，不利于食糜与小肠内消化液的充分混合，同时也减慢了肠内容物的推进过程。

（2）分节运动　是以小肠环行肌为主的一种节律性收缩和舒张运动形式，它是小肠特有的运动形式，表现为：容纳食糜的小肠肠管环行肌在许多点同时收缩，将食糜分割成许多节段；随后，原来收缩的环行肌转为舒张，而原来舒张的环行肌则转为收缩（图 6 – 4）。

1 为肠管表面观，2、3、4 为肠管纵切面，表示不同阶段的食糜节段分割与合拢情况，原来的节段被分成两半，而相邻的两半则合在一起，形成新的节段。如此反复进行，食糜得以不断地分开，又不断地混合。分节运动的推进作用很小，它的生理意义主要在于：①使食糜与消化液充分混合，便于进行化学性消化；②增加了食糜与肠黏膜的接触机会，为吸收创造了良好的条件；③不断地挤压肠壁，有助于血液和淋巴液的回流。

分节运动在空腹时几乎不存在，进食后才逐渐加强。小肠各段的分节运动由上至下存在着频率梯度，即小肠上部频率较高，下部较低，如十二指肠分节运动的频率约为 12 次/分，回肠末端为 6~8 次/分。这种频率梯度对于食糜从小肠的上部向下部推进具有一定意义。

（3）蠕动　小肠的蠕动可发生在小肠的任何部位，其作用是将小肠节段中的食糜向小肠远端推进一段，使其在新的小肠节段内再开始分节运动。

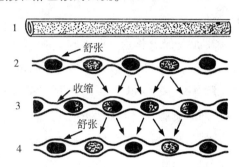

1：肠管表面　2、3、4：肠管纵切面表示不同阶段的食糜节段分割与合拢情况

图 6-4　小肠的分节运动模式图

小肠还有一种推进速度很快、传播距离较远的蠕动，称为蠕动冲。蠕动冲可把食糜一直推送到回肠末端，有时可达大肠。蠕动冲可由进食时吞咽动作或食糜进入十二指肠引起，有些药物（如泻药）的刺激也可引起蠕动冲。

肠蠕动时，肠内容物中的水、气体等被推动发出声音，称为肠鸣音。肠鸣音的强弱可反映肠蠕动的状况。

2. 回盲括约肌的功能　回盲括约肌在小肠与大肠之间起到"活瓣"的作用。回盲括约肌经常保持轻度的收缩状态，一方面可防止小肠内食糜过快地排入到结肠，延长其在小肠内的停留时间，有利于食糜的消化和吸收；另一方面，也可阻止结肠内食物残渣倒流。当小肠蠕动波到达回肠末端时，回盲括约肌舒张，食糜即被推入结肠；肠内容物对盲肠的充胀机械刺激，又可引起回盲括约肌收缩，以阻止回肠内容物向盲肠推进。

（二）小肠内的消化液及作用

1. 胰液及其作用　胰液是胰腺分泌的无色、无味的碱性液体，pH 为 7.8~8.4，渗透压与血浆相等。正常成人每日分泌的胰液量为 1.0~2.0 L。

胰液中含有大量的水和无机盐。无机成分中，HCO_3^- 的含量很高，其主要作用是：①中和进入十二指肠的胃酸，使小肠黏膜免受强酸的侵蚀；②为小肠内多种消化酶的活动提供适宜的 pH（7~8）环境。此外，胰液中的无机成分还有 Cl^-、Na^+、K^+、Ca^{2+} 等。

胰液中的有机物大多数是蛋白质（消化酶），主要成分如下。

（1）胰蛋白酶原和糜蛋白酶原　两者均无酶的活性，随胰液排入到十二指肠后，胰蛋白酶原主要是被小肠液中的肠致活酶激活，成为有活性的胰蛋白酶；胰蛋白酶原也可被酸、胰蛋白酶本身以及组织液所激活。胰蛋白酶能够进一步激活糜蛋白酶原，使之转化为有活性的糜蛋白酶。胰蛋白酶和糜蛋白酶共同消化分解小肠食糜中的蛋白质，使之成为可吸收的小分子多肽和氨基酸。

（2）胰脂肪酶　发挥作用的最适 pH 为 7.5~8.5，可将三酰甘油分解为脂肪酸、甘油一酯和甘油。胰脂肪酶对脂肪的消化作用还需要胰腺分泌的另一种小分子蛋白质（辅脂酶）的帮助。胰液中还含有胆固醇酯酶和磷脂酶 A_2，能分别水解胆固醇和磷脂。

（3）胰淀粉酶　发挥作用的最适 pH 为 6.7～7.0，对淀粉的水解效率很高，可将进入小肠内的生、熟淀粉水解产物为糊精、麦芽糖及麦芽寡糖。

胰液中含有水解三大营养物质的消化酶，因而是所有消化液中消化能力最强、最重要的一种。

2. 胆汁及其作用　肝细胞生成、分泌的胆汁由肝管流出，经胆总管排入十二指肠，或转入胆囊管而贮存于胆囊，在消化期再由胆囊排至十二指肠。

胆汁是一种苦味的有色液体。肝胆汁（由肝细胞直接分泌的胆汁）呈金黄色，pH 为 7.4，而胆囊胆汁（在胆囊中贮存过的胆汁）一方面因水被吸收而浓缩，颜色逐渐加深呈绿色或深棕色，另一方面由于碳酸氢盐在胆囊中被吸收，故 pH 约为 6.8。成年人每天分泌的胆汁 800～1000 ml，除水分和无机盐外，还有胆盐、胆色素、脂肪酸、胆固醇、磷脂酰胆碱和黏蛋白等有机成分。

胆汁是人体内唯一不含有消化酶的消化液。胆汁中参与消化的成分主要是胆盐，对于脂肪的消化和吸收具有重要意义。胆盐的作用主要如下。

（1）乳化脂肪　胆盐可作为乳化剂，降低脂肪的表面张力，使脂肪乳化成微滴并分散在肠腔内，增加了脂肪与胰脂肪酶的接触面积，使胰脂肪酶分解脂肪的作用加强。

（2）促进脂肪吸收　当肠腔内的胆盐达到一定浓度后，胆盐分子可聚集成微胶粒。微胶粒能够将脂肪的分解产物脂肪酸、甘油一酯等包裹在其内部，形成水溶性复合物（混合微胶粒），将不溶于水的甘油一酯、长链脂肪酸等脂肪分解产物运送到肠黏膜表面，促进其吸收。

（3）促进脂溶性维生素的吸收　胆汁通过促进脂肪分解产物的吸收，对脂溶性维生素 A、D、E、K 的吸收也有促进作用。

（4）利胆作用　胆盐由肝细胞分泌，经胆总管排入十二指肠，大部分经由回肠吸收入血，经门静脉运送到肝，此过程称为胆盐的肠 - 肝循环。胆盐通过肠 - 肝循环到达肝细胞后，可刺激肝细胞合成分泌胆汁，此作用称为胆盐的利胆作用。胆结石阻塞或肿瘤压迫胆管，可引起胆汁排放困难，将影响脂肪的消化和脂肪、脂溶性维生素的吸收；同时，由于胆管内压力增高，一部分胆汁进入血液可发生黄疸。

拓展阅读

胆结石

在正常情况下，胆固醇能否成溶解状态取决于胆盐（主要是胆汁酸的钠盐）、胆固醇和磷脂酰胆碱的比例。当胆固醇分泌过多或胆盐、磷脂酰胆碱合成减少时，破坏了三者的适当比例，胆固醇容易沉积下来，这是形成胆结石的原因之一。

3. 小肠液及其作用　小肠内有两种腺体：十二指肠腺和小肠腺。十二指肠腺分泌碱性液体，内含黏蛋白，因而黏稠度很高，其主要功能是保护十二指肠黏膜免受胃酸侵蚀。黏液中的 HCO_3^- 可中和由胃进入十二指肠的酸性内容物。小肠腺分布于小肠黏膜层内，其分泌量很大，是小肠液的主要组成部分。

（1）小肠液的性质和成分　小肠液是一种弱碱性液体，pH 约为 7.6，渗透压与血浆相近。成年人每天的小肠液分泌量为 1.0～3.0 L，分泌量变化范围很大，有时是较稀的液体，可以稀释消化产物，使其渗透压下降，有利于营养物质和消化产物的吸收；有时则由于含有大量黏蛋白而黏稠。小肠液还常混有脱落的肠上皮细胞、白细胞以及由肠上皮细胞分泌的免疫球蛋白。

（2）小肠液的生理作用　①保护作用。保护十二指肠黏膜免受胃酸的侵蚀；肠致活酶能激活胰液中的胰蛋白酶原，使之变为有活性的胰蛋白酶，从而有利于蛋白质的消化。②稀释作用。大量的小肠液可以稀释消化产物，使之渗透压降低，有利于营养物质的吸收。③消化作用。据研究，在肠上皮细胞内还含有多种消化酶，如肽酶（多肽酶、二肽酶及三肽酶）、蔗糖酶和麦芽糖酶等，当营养物质被吸收入小肠上皮细胞后，它们可对消化不完全的产物继续进行消化。这些酶可随脱落的肠上皮细胞进入肠腔内，但它们对小肠内消化并不起作用。

四、大肠内的消化

大肠内没有重要的消化活动，其主要功能：①吸收食物残渣中的水分、无机盐及由大肠内细菌合成的 B 族维生素和维生素 K 等物质；②贮存消化、吸收后的食物残渣并形成粪便。

（一）大肠的运动

大肠的运动少、弱、慢，对刺激的反应较为迟缓，这些特点主要与大肠暂时贮存粪便的功能有关。

1. 大肠的运动形式

（1）袋状往返运动　是由环行肌不规律地收缩所引起的，是空腹时最多见的一种运动形式。袋状往返运动使结肠袋中的内容物向两个方向做较短距离的位移，但并不向前推进，有作用是对内容物进一步研磨与混合，增加内容物与肠黏膜的接触面积，促进水和无机盐的吸收。

（2）分节或多袋推进运动　是一个结肠袋或一段结肠收缩，将其内容物缓慢推送到下一段结肠的运动。此运动形式多见于进食后或副交感神经兴奋时。

（3）蠕动　大肠的蠕动是由一些稳定向前推进的收缩波组成。收缩波前方的肌肉舒张，往往充有气体；收缩波后方的肌肉则保持在收缩状态，使该段肠管闭合并排空。

2. 排便　食物残渣排入大肠后，停留的时间比较长，一般在 10 个小时以上。在这段时间，内容物中的一部分水、无机盐等被大肠黏膜吸收，而未被消化的食物残渣及部分未被吸收的营养物质经过大肠内细菌的作用，与脱落的肠黏膜细胞、大量细菌和血液通过肠壁排至肠腔中的物质（如胆色素、钙、镁、汞等）共同形成粪便，并通过排便反射排出体外。

3. 大肠的细菌作用　大肠内有许多细菌，主要来自于食物和空气，占粪便固体重量的20%～30%。大肠内的酸碱度、温度以及内容物在大肠滞留的时间长等因素，适合一般细菌的生长和繁殖。细菌中含有多种酶，能够对食物残渣中的糖类、脂类、蛋白质等进行消化分解，其中对食物残渣中糖及脂肪的分解称为发酵，而对食物残渣中蛋白质的分解称为腐败。通常情况下，腐败产物中的一些有毒成分如胺类、酚类、吲哚、硫化氢、氨和甲烷等可由肠壁吸收后在肝中解毒，对人体没有明显的影响；当消化功能不良或便秘时，其中一些有毒物质的产生和吸收增多，会对人体产生明显的不良影响。

大肠内的细菌还能利用食物残渣中的一些物质合成 B 族维生素和维生素 K，由大肠吸收后可供人体利用。如果长期使用肠道抗菌药物或滥用抗生素，由于抑制了肠道内细菌的生长、繁殖，可引起 B 族维生素和维生素 K 的缺乏，需要注意补充。

第三节　各段消化管的吸收功能

一、吸收的部位和方式

（一）吸收的部位

食物在消化道不同部位的吸收能力和吸收速度，主要取决于食物在各部位被消化的程度和停留的时间、消化道各部位毛细血管和毛细淋巴管的分布、回流情况以及吸收面积的大小。

食物在口腔和食管内一般不进行吸收，但某些药物（如硝酸甘油）可被口腔黏膜吸收。

在胃内，食物的吸收也很少，仅吸收乙醇、少量水分及弱酸性药物（如阿司匹林）。

小肠则是吸收的主要场所，这是因为：①食物在小肠内基本消化完毕。小肠内酶的种类和数量多，糖类、脂类及蛋白质可被彻底消化为可吸收的小分子物质。②小肠吸收面积大。成年人小肠的长度为 4～5 m，其黏膜形成许多环形皱褶，皱褶上有许多的绒毛，绒毛表面又有许多微绒毛，这些结构使小肠的吸收面积增加约 600 倍，达到 200 m² 左右（图 6－5）。③小肠黏膜有丰富的毛细血管内血液和毛细淋巴管，有利于吸收。④食物在小肠内停留时间长（3～8 小时），既有助于食物的充分消化，也可以使营养物质有充足的时间被吸收。糖类、蛋白质和脂类的消化产物绝大部分是在十二指肠和空肠吸收的，因此，回肠主要是吸收功能的贮备。回肠能主动吸收胆盐和维生素 B_{12}。

大肠主要吸收食物残渣中剩余的水分和无机盐类等。

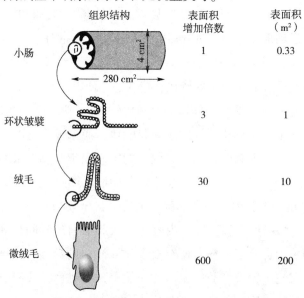

组织结构	表面积增加倍数	表面积（m²）
小肠	1	0.33
环状皱襞	3	1
绒毛	30	10
微绒毛	600	200

图 6－5　小肠褶皱、绒毛和微绒毛模式图

（二）吸收的方式

吸收的过程实质是肠内消化后的营养物质通过消化道黏膜上皮细胞进行物质转运的过程。根据物质转运过程是否需要消耗三磷腺苷（ATP），分为主动重吸收和被动重吸收两种。

被动重吸收的形式有扩散、渗透等；主动重吸收的形式有入胞、离子泵转运等。

二、几种重要物质的吸收

（一）糖类的吸收

食物中的糖类包括多糖（淀粉、糖原）、双糖（麦芽糖、蔗糖等）和单糖（葡萄糖、果糖、半乳糖等）。糖类只有被分解为单糖时才能被小肠黏膜上皮细胞吸收，肠腔内单糖主要是葡萄糖，约占单糖总量的80%。如果小肠缺乏水解双糖的酶，将会因肠腔内双糖过多而使小肠内液体吸收减少，导致肠内容物体积增加；且双糖进入结肠后，在细菌的发酵作用下产生大量气体，将引起腹胀和腹泻等症状。有些成年人，由于小肠中缺乏乳糖酶或其活性较婴幼儿时期显著降低，故在饮牛奶后，会出现腹胀、腹泻的症状。

葡萄糖的吸收途径是血液运输，吸收过程是逆浓度差进行的，属继发性主动转运（图6-6）。

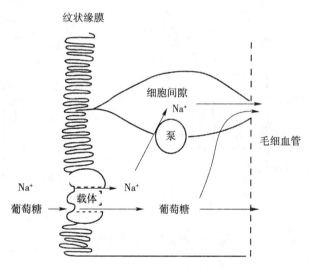

图6-6 小肠上皮细胞吸收葡萄糖的机制示意图

（二）蛋白质的吸收

食物中的蛋白质经蛋白酶的消化被分解成氨基酸后才能被小肠黏膜上皮细胞吸收，吸收形式也是继发性主动转运，与 Na^+ 的主动吸收相偶联，具体机制类似于葡萄糖的吸收。目前认为，在小肠黏膜上皮细胞的刷状缘上有转运氨基酸的特殊载体，还存在有二肽和三肽的转运系统，许多二肽和三肽也可完整地被小肠黏膜上皮细胞吸收。进入细胞内的二肽和三肽，可被细胞内的二肽酶和三肽酶进一步分解为氨基酸，再扩散入血而吸收。

在婴儿时期，少量未消化的蛋白质，如母亲初乳中的一些蛋白质抗体，也可完整地被小肠黏膜吸收入血，这对于提高婴儿的免疫力十分重要。但随着年龄的增长，完整蛋白质的吸收越来越少，某些异种蛋白质被吸收后，将会引起淋巴细胞产生特异性抗体，如果以后再食用、吸收同样的蛋白质，其可作为抗原而引起过敏反应，这可能就是有些人食用鸡蛋、海鲜等物质后发生过敏反应的原因之一。

（三）脂类的吸收

食物中的脂肪主要在胰脂肪酶的作用下水解为甘油、脂肪酸和甘油一酯；而胆固醇酯则可在胰胆固醇酯酶的作用下水解成胆固醇和脂肪酸，这些水解产物是脂溶性分子。由于小肠黏膜上皮细胞刷状缘的表面有一层不流动的水分子层，这些脂溶性小分子很难直接通过静水层到达细胞的微绒毛处。胆汁中的胆盐能够帮助脂类水解产物的吸收。胆盐具有较高的亲水性，能够很快地与甘油、脂肪酸、甘油一酯、胆固醇等形成混合微胶粒，携带它们通过不流动的水分子层。混合微胶粒到达刷状缘表面后，将脂类水解产物释放出来，后者进入小肠黏膜上皮细胞内，胆盐则被遗留于肠腔内，在回肠被吸收，进入胆盐的肠－肝循环。

脂肪水解产物进入细胞后的去路取决于脂肪酸分子的大小。其中，短链脂肪酸（1~12个碳原子的脂肪酸）及含短链脂肪酸的甘油一酯，可直接从细胞内扩散到组织间液中，随后再扩散到血液中。长链脂肪酸（大于12个碳原子的脂肪酸）及相应的甘油一酯则在细胞的内质网中大部分重新合成为三酰甘油，或与胆固醇合成胆固醇酯，并与细胞中生成的载脂蛋白合成乳糜微粒。乳糜微粒以出胞的形式进入细胞间隙，再扩散入淋巴液（图6－7）。由于膳食的动、植物油中含有15个以上碳原子的长链脂肪酸很多，所以脂肪的吸收途径以淋巴为主。

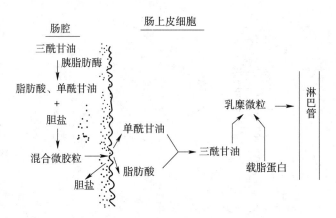

图6－7　脂类在小肠吸收示意图

（四）水分的吸收

人体每天由消化腺分泌入消化道内的各种消化液总量约为7 L，每天还可从外界各种食物中摄取1.0~2.0 L的液体，而每日由粪便中丢失的水分只有150 ml左右，因此，每日由胃肠吸收到体内的水有8 L之多。水在消化道内以被动转运方式重吸收，各种溶质，特别是NaCl的主动吸收在黏膜两侧的产生的渗透压梯度是水吸收的主要动力。

膳食纤维广泛存在于果蔬、粗杂粮等食物中，进入人体后不能够被消化和吸收，因而在肠道内可吸收水分、稀释并吸附肠内容物、软化物质、刺激肠壁运动、防止便秘并有助粪便的排出，被称为胃肠道的"清道夫"。

（五）无机盐的吸收

一般来说，单价的碱性盐类如钠、钾、铵盐吸收很快，多价的碱性盐类如镁、钙等则吸收很慢。凡与钙结合形成沉淀的盐，如硫酸钙、磷酸钙、草酸钙等，均不能被吸收。

1. Na$^+$ 的吸收　与肠黏膜上皮细胞侧膜和底膜上的钠泵活动有关。因此，Na$^+$ 的吸收是主动转运过程。

2. 铁的吸收　人每天膳食中含铁量约为 10 mg，其中大约有 1/10 被小肠吸收。铁的吸收部位主要是十二指肠和空肠。这些部位肠黏膜上皮细胞膜上有转铁蛋白，对 Fe^{2+} 的转运效率比对 Fe^{3+} 的转运效率约高数倍，所以 Fe^{2+} 更容易吸收。Fe^{2+} 进入细胞后，大部分被氧化为 Fe^{3+}，并与细胞内的去铁铁蛋白结合成为铁蛋白，暂时贮存在细胞内，防止铁的过量吸收；一小部分尚未与去铁铁蛋白结合的 Fe^{2+}，则可以主动转运的形式进入血液中。维生素 C 能将 Fe^{3+} 还原为 Fe^{2+}，可促进铁的吸收。铁在 pH 值较低的酸性环境中更易溶解，故胃酸有促进铁吸收的作用。临床上，胃大部切除的患者，由于胃酸分泌减少，可影响铁的吸收，导致缺铁性贫血的发生。

3. 钙的吸收　食物中的钙只有呈离子状态时才能被吸收，吸收量仅占一小部分，大部分随粪便排出体外。钙的吸收部位在小肠上段，以十二指肠吸收钙的能力最强。钙的吸收形式主要是主动转运。影响钙吸收的因素主要有：①维生素 D 对钙的吸收非常重要，它既可促进钙由肠腔进入黏膜上皮细胞内，又能协助钙从细胞进入血液；②肠内容物的酸度对钙的吸收有重要影响，在 pH 约为 3 时，钙呈离子化状态，吸收率最高；③钙盐只有在溶液状态（如氯化钙、葡萄糖酸钙），且不被肠腔中任何其他物质（如磷酸盐）沉淀的情况下才能被吸收；④脂肪食物对钙的吸收有促进作用，因为脂肪分解产生的脂肪酸，可与钙结合形成钙皂，后者可与胆汁酸结合，形成水溶性复合物而被吸收；⑤儿童和乳母对钙的需要量增加，可促进其吸收。

4. 阴离子的吸收　由钠泵活动产生的电位差可促进肠腔内阴离子，主要是 Cl$^-$ 和 HCO$_3^-$ 向细胞内移动而被吸收；有些阴离子也可以独立移动而被吸收。

（六）维生素的吸收

维生素分为脂溶性和水溶性两类。脂溶性维生素 A、D、E、K 的吸收与脂类消化产物的吸收极为相似，而大多数水溶性维生素，如维生素 B$_1$、维生素 B$_2$、维生素 B$_6$、维生素 PP、维生素 C 及生物素和叶酸，主要以扩散的形式在小肠上段被吸收，但维生素 B$_{12}$ 需要与胃腺壁细胞分泌的内因子结合，形成水溶性复合物被运送到回肠才能被吸收。

第四节　消化器官活动的调节

扫码"学一学"

一、神经调节

调节消化器官（消化管和消化腺）活动的神经主要是自主神经和内在神经。

1. 自主神经　主要是支配消化器官的传出神经，包括交感神经和副交感神经（最主要是迷走神经）。

交感神经兴奋，使消化器官活动减弱，对消化功能起抑制作用；副交感神经兴奋，使消化器官活动增强，对消化功能起促进（兴奋）作用。

2. 内在神经　是存在于大部分消化壁内的神经丛，包括黏膜下神经丛和肌间神经。内在神经丛的活动一方面受自主神经调控，使消化活动与整体活动协调一致；另一方面能够感受食物对局部消化管的刺激，调节局部消化的运动和消化腺的分泌。

二、胃肠激素

由胃到大肠的消化道黏膜内大约有40余种内分泌细胞，这些内分泌细胞分泌的激素主要作用于消化道，因此被称统称为胃肠激素（表6-1）。

表6-1　三种常见胃肠激素的分泌部位、分泌条件及主要生理作用

激素名称	分泌部位	分泌条件	主要生理作用
促胃液素	胃窦及十二指肠G细胞	蛋白质消化产物 迷走神经递质	促进行胃酸和胃蛋白酶分泌 促进胃的运动 促进胃肠上皮生长
缩胆囊素	小肠上部I细胞	蛋白质消化产物 脂肪酸	促进胰液分泌、胆囊收缩 促进小肠和大肠运动 促进胰腺外分泌部生长、抑制胃排空
促胰液素	小肠上部S细胞	盐酸 脂肪酸	促进胰液中水和HCO_3^-分泌 抑制胃酸分泌、胃运动和胃排空 促进胰腺外分泌部生长

除胃肠激素对消化器官活动发挥体液调节作用外，还有其他体液因素，如组胺、盐酸等也参与消化器官活动的调节。

本章小结

1. 消化系统由消化管和消化腺组成。

2. 消化的方式包括机械性消化和化学性消化；其中能将食物彻底消化的是化学性消化。

3. 人体消化和吸收的主要部位是小肠；小肠包括十二指肠、空肠和回肠。

4. 胰液是胰腺外分泌部分泌的，是人体最重要的消化液是胰液。

5. 胆汁是由肝细胞分泌的，贮存在胆囊中；胆汁中不含消化酶；胆汁中的胆盐参与食物中脂肪的消化。

思考题

1. 消化系统的组成及主要生理功能。

2. 胃酸的生理作用。

3. 胃和小肠的主要运动形式及作用。

4. 胰液的组成及作用。

5. 为什么说小肠是吸收的主要部位？

扫码"练一练"

（贺伟）

第七章　能量代谢与体温

扫码"学一学"

第一节　能量代谢

机体在神经、内分泌系统的调节下，使各系统的功能活动与内外环境变化相适应，从而维持内环境的稳态。代谢是机体生命活动的基本特征，也是实现内环境稳态的基本途径，它包括物质代谢和能量代谢。机体基本生命活动所需要的能量都是通过体内物质代谢获得的，体内物质的合成、分解与能量的消耗、产生是相伴相随的。通常将物质代谢过程中所伴随着的能量的产生、贮存、转移、释放和利用的过程，称为能量代谢。

一、机体能量的来源和去路

（一）机体能量的来源

体内几乎所有的能源物质——糖、蛋白质、脂肪等都可以在细胞内被氧化，此过程释放大量的能量。

1. 糖　是人体能量的主要来源。食物中的糖经消化液分解的最终产物包括葡萄糖、果糖、半乳糖，其中葡萄糖约占80%，经消化道吸收后，大部分果糖和几乎全部的半乳糖在肝脏内迅速转化为葡萄糖，因此葡萄糖是体内糖代谢的中心。

糖的有氧氧化，是机体能量的主要来源，1 mol 葡萄糖完全氧化可以释放 38 mol 的 ATP。在氧供应不足时，糖酵解只能释放很少能量，但却是人体在缺氧状态下最重要的供能途径。

2. 脂肪　主要功能是贮存和供给能量。体内脂肪的贮存量比糖多得多，占体重的20%左右。同时，脂肪的热价约为糖热价的两倍之多。所以，脂肪是体内各种能源物质贮存的主要形式。一般情况下，通过脂肪氧化分解为机体提供的能量在机体消耗的总能量中不超过30%，但在短期饥饿时，由于糖原大量消耗，脂肪则成为主要的供能物质。

3. 蛋白质 基本组成单位是氨基酸，体内氨基酸主要用于合成细胞成分，实现组织更新，或者合成酶、激素等生物活性物质。为机体提供能量是氨基酸的次要功能，只有在某些特殊情况下，如长期饥饿、疾病或体力极度消耗时，机体才会依靠氨基酸氧化供能。

（二）能量的去路

糖、脂肪、蛋白质等能源物质经生物氧化后释放出的能量，约有 50% 以上转化为热能，用于维持体温；剩余的能量则以化学能的形式转移到 ATP 中（图 7 - 1）。当机体组织细胞进行各种功能活动需要消耗能量时，ATP 的一个高能磷酸键断裂、变成 ADP，同时将大量能量释放。由此可见，ATP 既是体内重要的贮能物质，又是直接的供能物质。

磷酸肌酸（CP）也具有高能磷酸键，是机体能量产生过剩时，通过 ATP 水解将释放的能量转移给肌酸（C）生成的。磷酸肌酸在肌肉组织中尤为丰富，其主要功能是 ATP 消耗较快时将其贮存的能量再转给 ADP，迅速生成 ATP 以补充 ATP 的消耗（图 7 - 1）。因此，CP 不是机体直接的供能物质，而是 ATP 的贮存库。

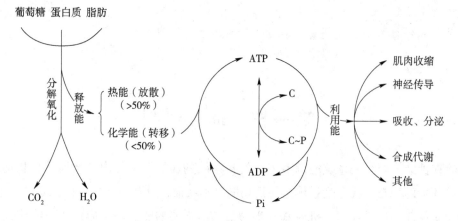

C：肌酸　Pi：无机磷酸　C～P：磷酸肌酸

图 7 - 1　体内能量的释放、转移、贮存和利用示意图

人体能量的平衡是指机体摄入的能量和消耗的能量之间的平衡。若在一段时间内体重不变，即可认为该段时间内摄入的能量和消耗的能量基本相等，说明机体能量达到"收支"平衡。如果摄入的能量大于消耗的能量，机体将把多余的能量转化为化学能（脂肪）而贮存，体重将增加。反之，机体将动用内源性贮备，使糖原、脂肪、蛋白质分解，体重减轻。

拓展阅读

能量平衡与肥胖

能量平衡是指人体能量的摄入与消耗之间的动态平衡。如果摄入量小于消耗量，体重就会减轻；如果摄入量大于消耗量，体重就会增加，引起肥胖；如果摄入量等于消耗量，体重相对平稳。临床上一些疾病与肥胖有直接的关系，如冠心病、高血压、糖尿病等。临床上常用体重指数、腰围和腰臀比作为检测肥胖的指标。体重指数为 24 是我国成人超重界限，28 为肥胖界限。腰围和腰臀比反映的是脂肪总量和脂肪分布情况，所以人们要根据自身情况调整能量的摄入与消耗，维持能量的平衡。

二、能量代谢的测定

（一）代谢率

机体在单位时间内释放的能量称为代谢率。通常以单位时间内每平方米体表面积的产热量来表示，以 $kJ/(m^2 \cdot h)$ 为单位。

（二）代谢率的测定

能量守恒定律指出，能量在由一种形式转化为另一种形式的过程中，既不增加，也不减少。体内能量代谢遵循这一规律。因此，测定机体在一定时间内所消耗的食物，或者测定机体所产生的热量与所做的外功，都可以测算出机体的能量代谢率。测定机体单位时间内产生的总热量，通常有两种方法：直接测热法和间接测热法。

1. 直接测热法 设备复杂，操作困难，一般只用于实验研究。

2. 间接测热法 与能量测定有关的几个概念如下。

（1）食物的热价 是指 1 g 食物在体内氧化（或在体外燃烧）时所释放的能量，热价的单位是千焦（kJ）。热价有生物热价和物理热价，前者指食物在体内经生物氧化释放的热量，后者指食物在体外燃烧时释放的热量。糖、脂肪的生物热价和物理热价相等，而蛋白质的生物热价低于物理热价，说明蛋白质在体内不能被完全氧化。三种主要食物的热价见表 7 - 1。

表 7 - 1 三种营养物质氧化时的几种数据

营养物质	产热量（kJ/g）			耗 O_2 量（L/g）	CO_2 产量（L/g）	氧热价（kJ/L）	呼吸商（RQ）
	物理热价	生物热价	营养学热价				
糖	17.15	17.15	16.7	0.83	0.83	21.00	1.00
蛋白质	23.43	17.99	16.7	0.95	0.76	18.80	0.80
脂肪	39.75	39.75	37.7	2.03	1.43	19.70	0.71

（2）食物的氧热价 通常将某种营养物质氧化时消耗 1L 氧所产生的热量，称为该种食物的氧热价。利用氧热价计算产热量的公式为：

$$某种食物的产热量 = 该食物氧热价 \times 该食物的耗氧量$$

（3）呼吸商 氧化分解某种营养物质时，各种供能物质在细胞内氧化时单位时间内产生 CO_2 的量与消耗 O_2 的量的比值称为该物质的呼吸商（RQ）。即：

$$RQ = CO_2产生量（mol）/O_2消耗量（mol）$$

蛋白质在体内不能完全氧化，呼吸商大约为 0.8。呼吸商能比较准确地反应机体各种营养物质氧化分解的比例情况。在日常生活中，人的膳食一般为糖、脂肪和蛋白质的混合膳食，呼吸商变动于 0.71 ~ 1.0 之间，平均为 0.85。若能源主要来自糖，则呼吸商接近于 1.0；若主要依靠脂肪供能，则呼吸商接近于 0.7；在长期饥饿或身体极度消耗情况下，能源主要来自机体蛋白质的分解，此时呼吸商接近于 0.8。

一般情况下，体内能量主要来源于糖和脂肪的氧化，蛋白质的因素可忽略不计。为了计算方便，常根据糖和脂肪按不同比例混合时所产生的 CO_2 量与消耗的 O_2 量计算出相应的呼吸商，这种呼吸商称为非蛋白呼吸商（见表 7 - 2）。

表7-2　非蛋白呼吸商与氧热价

非蛋白呼吸商	氧化百分比（%）		氧热价
	糖	脂肪	
0.71	0.00	100.0	19.7
0.75	15.6	84.4	19.8
0.80	33.4	66.6	20.1
0.82	40.3	59.7	20.2
0.85	50.7	49.3	20.3
0.90	67.5	32.5	20.6
0.95	84.0	16.0	20.9
1.00	100.0	0.00	21.1

三、影响能量代谢的因素

体内能够引起细胞化学反应增强的因素都可增加代谢率，如肌肉活动、精神活动、食物的特殊动力效应等。

（一）肌肉活动

肌肉活动是影响能量代谢最显著的因素。机体活动的轻微增加就会提高代谢率。任何单块肌肉发生一次最大收缩时，可在几秒钟内使产热量增至安静时的100倍。就整体而言，剧烈的肌肉活动可使机体的产热量在几秒钟内提高50倍。人在运动或劳动时耗O_2量显著增加，最多可达安静时的10～20倍。即使肌肉运动停止后，耗O_2量依然维持在较高状态。能量代谢率可以作为评估劳动强度的指标。从表7-3中可以看出劳动或运动时能量代谢率的增长情况。

表7-3　劳动或运动时能量代谢值

肌肉活动形式	平均产热量 [kJ/（m² · min）]	肌肉活动形式	平均产热量 [kJ/（m² · min）]
静卧休息	2.73	扫地	11.36
出席会议	3.40	打排球	17.04
擦窗	8.30	踢足球	24.96
洗衣物	9.89		

（二）精神活动

安静状态下，大约有15%的循环血量进入脑循环系统，说明脑组织的代谢水平是很高的。据测定，安静状态下，100 g脑组织的耗氧量为3.5 ml/min，约为安静肌肉组织耗氧量的20倍，氧化的葡萄糖量为4.5 mg/min。但在睡眠中和在活跃精神活动情况下，脑中葡萄糖的代谢率却几乎没有差异。人在平静思考问题时，产热量增加一般不超过4%，对能量代谢的影响不大。但在精神处于紧张状态如烦恼、恐惧或强烈的情绪激动时，由于随之出现的无意识肌紧张以及刺激代谢的激素释放增多等原因，产热量显著增加。因此，测定基础代谢率时，受试者必须摒除精神紧张的影响。

（三）食物的特殊动力效应

人在进食一段时间后（1～7小时这段时间），即使处于安静状态，机体的产热量也要比进食前有所增加。这种由食物引起机体额外产生热量的现象称为食物的特殊动力效应。蛋白质的食物特殊动力效应为30%，糖和脂肪的分别为4%和6%，可见蛋白质的食物特殊动力效应最为显著。食物特殊动力效应产生的机制，目前还不十分清楚。

（四）环境温度

能量代谢率与环境温度的关系曲线呈 U 形。环境温度在 20～30 ℃时机体能量代谢率最为稳定，当环境温度低于体温时，机体通过寒战、肌肉紧张度增强等保暖机制使代谢率升高，环境温度低于20℃时，代谢率即开始增加，10℃以下时，显著增加；当环境温度超过体温后，体内生化反应速度加快以及出汗和心脏活动加强等原因使代谢率也增加，温度每升高1℃，机体的代谢率增加3%。

（五）其他

幼儿的能量代谢率高于成人，并随年龄的增长而逐渐下降。甲状腺激素可显著增加机体的能量代谢率。另外，雄激素、生长激素、发热及交感神经兴奋等均可提高机体的能量代谢率。睡眠及营养不良时，机体的能量代谢率降低。

四、基础代谢

基础代谢是指基础状态下的能量代谢，单位时间内的基础代谢称为基础代谢率（BMR）。基础状态是指满足以下条件的一种状态：清晨、清醒、空腹（禁食 12 小时以上）、静卧，未作任何肌肉活动；前夜睡眠良好，测定时无精神紧张；室温 20～25 ℃。这种状态下，体内能量消耗只用于维持基本的生命活动，能量代谢比较稳定。BMR 一般用单位时间内每平方米体表面积的产热量来衡量，通常以 $kJ/(m^2 \cdot h)$ 来表示。BMR 与体表面积基本上成正比，而与体重不成比例。测量和计算体表面积时常采用下列公式计算：

体表面积（m^2）＝ 0.0061×身高（cm）＋ 0.0128×体重（kg）－ 0.1592

另外，体表面积还可根据图 7－2 直接求出。方法是：将两条列线上受试者相应的身高和体重连成一条直线，此直线与中间的体表面积列线的交点即为此人的体表面积。

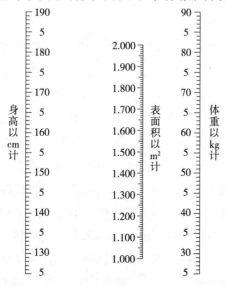

图 7－2　体表面积测算用图

通常采用简略法测定和计算基础代谢率。将呼吸商设为 0.82，其对应的氧热价是 20.18 kJ/L，只需测出一定时间内的耗氧量和体表面积，就可进行基础代谢率的计算。如某受试者在基础状态下，1 小时的耗氧量为 12 L，其体表面积为 1.5 m²，则其基础代谢率为：20.18 kJ/L × 12 L/h ÷ 1.5 m² = 161.4 kJ/（m²·h）。基础代谢率随性别、年龄等不同而有生理变动。当其他情况相同时，男子的基础代谢率平均比女子的高；年幼儿比成人高，年龄越大，代谢率越低。

我国人基础代谢率的水平，男女各年龄组的平均值如表 7 - 4。

表 7 - 4 我国人正常的 BMR 平均值 [kJ/（m²·h）]

年龄	11 ~ 15	16 ~ 17	18 ~ 19	20 ~ 30	31 ~ 40	41 ~ 50	51 以上
男性	195.5	193.4	166.2	157.8	158.6	154.0	149.0
女性	172.5	181.7	154.0	146.5	146.9	142.4	138.6

一般来说，基础代谢率的实测值同上述正常平均值比较，相差在 ±（10% ~ 15%）之内，都属正常。当相差值超过 20% 时，就具有病理学意义。在各种疾病中，甲状腺功能的改变总是伴有基础代谢率的异常变化，甲状腺功能亢进时基础代谢率可比正常值高出 25% ~ 80%；甲状腺功能低下时，基础代谢率可比正常值低 20% ~ 40%。因此，基础代谢率的测定是临床诊断甲状腺疾病的重要辅助方法。其他如肾上腺皮质及腺垂体功能低下、肾病综合征等，也常伴有基础代谢率降低。当人体发热时，基础代谢率将升高，一般来说，体温每升高 1℃，基础代谢率可升高 3%。

扫码"学一学"

第二节 体 温

一、人体的正常体温及生理变动

体内肌肉运动、食物吸收以及其他维持基本代谢率的生命活动都会产生热量，因此，机体都具有一定的体温。

（一）体核温度和体表温度

我们通常所说的体温是指人体深部组织的平均温度，即体核温度。体核温度指心、肺、脑、腹腔内脏等机体深部组织的平均温度，比较稳定，昼夜变化幅度在 ±0.6℃ 之内。由于体内各器官的代谢水平不同，它们的温度略有差别。安静时，肝脏代谢活动活跃，温度最高，其次是脑、心脏和消化腺；运动时，骨骼肌的温度最高。由于血液的不断循环，深部各器官的温度会经常趋于一致，因此体核血液的温度可以代表内脏器官温度的平均值。因为体核温度及体核血液温度不易测试，临床上通常用腋窝温度、口腔温度和直肠温度来代表体温。直肠温度的正常值为 36.9 ~ 37.9 ℃，比较接近体核温度。口腔温度的正常值为 36.7 ~ 37.7 ℃，因其测量比较方便，且所测温度比较准确，是常用的体温测量方法，但对于哭闹的小儿和躁狂的患者不宜采用。腋窝是临床上采用比较广泛的测温部位，但腋窝皮肤表面温度较低，必须使上臂紧贴胸廓，使腋窝密闭形成人工体腔，机体内部的热量才能逐渐传导过来，且测量时必须保证足够的测量时间，一般在 10 分钟左右，腋窝温度的正常值为 36.0 ~ 37.4 ℃。

体表温度是指人体外周组织即表层的温度，包括皮肤、皮下组织和肌肉等部位的温度。体表温度不稳定，且各部位之间的差异大。特别是皮肤温度，一般比体核温度低几度，受环境和衣着等情况的影响，波动的幅度较大，体表各部位皮肤的温度差也大。皮肤温度受皮肤和皮下脂肪组织厚度的影响，也受局部血流量的影响。四肢末梢皮肤温度最低，越近躯干、头部，皮肤温度最高。

（二）体温的正常变动

恒温动物的体温是相对稳定的，但并不是一成不变的。在生理情况下，体温受昼夜、年龄、性别等因素的影响而有所变化，但变化幅度小，一般不超过1℃。

1. 昼夜节律　在一昼夜之间，体温呈周期性波动，清晨2：00～6：00 体温最低，午后1：00～6：00 时体温最高，波动幅度正常不超过1℃。

2. 性别　成年女子的体温平均比男子高约0.3 ℃。这可能是女性皮下脂肪较多，散热较少的原因。女子的基础体温随月经周期而发生变动，在月经期和排卵的前期较低，排卵日最低，排卵后体温升高0.2～0.5 ℃，直到下次月经来潮（图7－3）。测定成年女性的基础体温有助于确定受试者是否排卵和排卵日期。这种体温变化规律同血中孕激素的变化相一致。

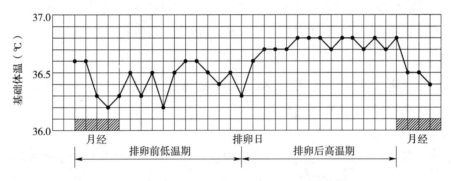

图7－3　女子一个月经周期中基础体温的变化

3. 年龄　一般来说，儿童的体温较高，老年人的体温较低。新生儿，尤其是早产儿，因其体温调节机构发育还不完善，调节体温的能力差，他们的体温容易受环境因素的影响而变动。老年人因基础代谢率低，体温也偏低，应注意保暖。

4. 其他　肌肉活动时代谢增强导致产热量增加，体温升高。此外，情绪激动、精神紧张、进食及甲状腺激素增多等因素都会使体温升高，而在应用麻醉药及甲状腺激素减少等情况下，体温往往会下降，所以，在术中和术后应注意保暖。

二、人体的产热和散热

正常体温的相对稳定能够得以维持，是在体温调控机制的控制下，产热和散热活动处于动态平衡的结果。

（一）产热

机体的热量是伴随着代谢过程而产生的，因此，肌肉运动、精神活动、食物的特殊动力效应、激素作用以及交感神经活动等可引起机体代谢增强的因素都能引起机体产热量增加。然而就整体体温而言，肝脏和骨骼肌是人体主要的产热器官。安静状态下，肝脏作为人体代谢最旺盛的器官，产热量最大。机体剧烈运动或在寒冷环境中，骨骼肌发生紧张性收缩时，骨骼肌的产热量成为体内热量的主要来源。剧烈运动时，骨骼肌的产热量可增加40倍。

人在寒冷环境中主要依靠寒战来增加产热量。寒战是骨骼肌发生不随意的节律性收缩的表现，其节律为9～11次/分钟。寒战时屈肌和伸肌同时收缩，不做外功，因此产热量大，此时机体代谢率可增加4～5倍。机体受寒冷刺激时，首先出现寒冷性肌紧张或称寒战前肌紧张，此时代谢率即已增加，如果寒冷刺激继续作用，便在寒冷性肌紧张的基础上产生战栗，使产热量大大增加，以维持机体在寒冷环境中的体温衡定。

除寒战产热外，机体热量的另一重要来源是褐色脂肪组织，尤其对于婴幼儿，其意义更大。较之成人，褐色脂肪组织在婴幼儿体内含量稍多，主要分布在两肩胛之间、颈背部、胸腔及腹腔大血管周围以及体内其他散在部位。褐色脂肪细胞内含有许多线粒体，可产生大量的ATP，因而产生大量的热。

机体的产热活动受神经、体液等多因素的调节。体液因素：肾上腺素和去甲肾上腺素可刺激产热；甲状腺激素也是刺激机体产热的重要内分泌因素，甲状腺功能亢进患者因其甲状腺激素分泌过多而导致的一个突出症状即是基础代谢率增高，产热量增加，喜凉怕热；神经因素：寒冷刺激可使交感神经产生兴奋，一方面增强肾上腺髓质的活动，使肾上腺素和去甲肾上腺素释放增多，增加产热，另一方面增加褐色脂肪组织的产热量。

（二）散热

机体的热量除一小部分随呼出的气体，尿液和粪便等排泄物散发外，大部分是通过皮肤散发的。皮肤是人体的主要散热部位。

1. 皮肤的散热方式

（1）辐射散热　是机体以热射线（一种电磁波）的形式将热量转移给邻近物体的一种散热方式。当机体处于寒冷环境中时，大部分热量以辐射的方式散发掉。人体在正常室温、不着衣的情况下，约有60%的热量是以这种方式散发的。同样，热射线也可以从其他物体辐射给人体。机体辐射散热量的多少主要取决于皮肤与周围环境的温度差，其次取决于皮肤的散热面积，如皮肤温度高于环境温度，其温度差越大，散热量越多；皮肤的有效散热面积越大，散热量也越多，如四肢面积较大，因而在辐射散热中起重要作用。

（2）传导散热　是指机体的热量直接传给与其接触的较冷物体的一种散热方式。传导散热的效率取决于两物体间的温度差、接触面积和物体的导热性能。此外，人体脂肪的导热度也低，肥胖者和女子皮下脂肪较多，由深部传向皮肤的热量也相对较少。水的导热性能较好，临床上根据这个道理给高热患者用冰帽、冰袋降温。机体散热量的15%是以传导的形式散发给周围的气体。

（3）对流散热　是指通过气体流动来交换热量的一种散热方式。是人体首先通过传导将热量传递给同皮肤接触的空气，然后由于空气流动而将热量带走。对流散热量的多少，受风速的影响，风速大，散热量多，风速小则散热量少。

辐射、传导和对流散失的热量取决于皮肤与环境之间的温度差，而皮肤温度受皮肤血流量的控制。皮肤血液循环的特点是具有丰富的血管网和大量的静脉丛及动－静脉吻合支，这些结构特点使皮肤血流量可以在较大的范围内变动。在炎热的环境中，交感神经紧张度降低，皮肤小动脉开放，动 – 静脉吻合支开放，使皮肤的血流量大大增加，因而机体深部的热量可以较多地被带到机体表层，使皮肤温度升高，散热作用增强。在寒冷的环境中，交感神经紧张度增强，皮肤血管收缩，皮肤血流量剧减，起到防止体热散失的作用。

以上几种散热方式对体温的调节是在皮肤温度高于环境温度的前提下实现的，当环境温度高于或接近皮肤温度时，皮肤不仅不能散热，反而以辐射和传导的方式从周围环境中获得热量，此时蒸发散热便成了唯一有效的散热方式。

（4）蒸发散热　是水分在体表发生汽化时，吸收体热而将其散发的一种散热方式。皮肤每蒸发 1 g 水可带走大约 2.43 kJ 的热量。蒸发散热分为不感蒸发和发汗两种形式。

机体每时每刻都有一定量的水分通过皮肤及口腔、呼吸道黏膜蒸发掉而不为人们所觉察，这种水分蒸发叫不感蒸发。在人类，不感蒸发量约为 1000 ml/d，其中通过皮肤蒸发的为 600 ~ 800 ml。在活动或运动状态下，不感蒸发可以增加；婴幼儿不感蒸发的速率比成人高，在缺水状态下，婴幼儿更容易发生脱水，因此，在炎热的夏季，应注意多给婴幼儿补充水分。有些动物如狗，通过热喘呼吸散失热量。这种快速、表浅的呼吸大大增加了从口腔和呼吸道蒸发的水分，从而增加了热量的散失。

发汗是汗腺主动分泌汗液的过程，因为是可以感觉到的，又称可感蒸发。汗液蒸发可以有效地带走热量。人在安静状态下，当环境温度达 30 ℃左右时便开始发汗；在空气湿度大、着衣较多时，气温达 25 ℃时便可发汗；在进行劳动或运动时，即使温度在 20 ℃以下，也可出现发汗，而且发汗量很大。某些先天性汗腺缺失者，虽然他们可以和正常人一样耐受寒冷，但在热带地区或气温高于皮肤温度时，因为缺乏汗腺，他们常因缺失蒸发散热系统而中暑甚至死亡。

当汗腺分泌活动增强以后，发汗量的多少取决于环境湿度，环境湿度大时汗液不易蒸发。汗液中水分占 99%，固体成分不足 1%，主要是 NaCl，也有少量 KCl 及尿素等。汗液是由汗腺主动分泌的，不是简单的血浆滤出物。刚刚从汗腺分泌出来的汗液与血浆是等渗的，不含蛋白质，在流经汗腺管腔的过程中，大部分的 Na^+ 和 Cl^- 被重吸收，所以最后排出的汗液是低渗的。因此，当人体因大量发汗而造成脱水时，常表现为高渗性脱水。汗液重吸收的程度取决于发汗的速度。当汗腺分泌活动较弱时，汗液流经导管的速度慢，几乎全部的 Na^+ 和 Cl^- 被重吸收，使汗液的渗透压下降，大部分水分随之被重吸收，从而使管腔中其他成分如尿素、乳酸和 K^+ 等浓度升高。当汗腺分泌活动旺盛时，腺体分泌大量的汗液，它们流经汗腺导管的速度很快，NaCl 重吸收率仅为 50%，水分的重吸收也很少。

发汗是一种反射性的神经活动，视前区 – 下丘脑前部是发汗的中枢，电刺激此部位可引起出汗。人体汗腺受交感胆碱能神经支配，因此乙酰胆碱有促进汗腺分泌的作用。尽管汗腺本身没有肾上腺素能神经支配，但循环血液中的肾上腺素或去甲肾上腺素也可以刺激汗腺的分泌。这种分泌活动在运动时显得尤为重要，此时肾上腺皮质活动增强使肾上腺素和去甲肾上腺素分泌量增多，汗腺活动增强使肌肉运动产生的过多热量得以散失。

三、体温调节

人和其他恒温动物在体温调节机构的控制下，通过增减皮肤的血流量、发汗、战栗及激素分泌等方式，调节机体的产热和散热过程，使体温维持在一个相对稳定的水平。这种调节过程是自主性的，称为自主性体温调节。自主性体温调节是体温调节的主要方式，是由机体的自身调节系统来完成的，是通过神经反馈机制实现的。体温调节的中枢位于下丘脑。此外，还有一种行为性体温调节，是机体在感受到内外环境温度变化时，通过改变姿势和行为，以维持体温恒定的一种方式。如随环境冷热变化增减衣物等人为的保温或降温措施，是对自主性体温调节的补充。

（一）温度感受器

温度感受器分为外周温度感受器和中枢温度感受器。

1. 外周温度感受器 存在于人体皮肤、黏膜和内脏中，是对温度敏感的游离神经末梢，包括冷感受器和热感受器。

2. 中枢温度感受器 主要分布于脊髓、延髓、脑干网状结构以及下丘脑内，是对温度变化敏感的神经元。体温调控的主要区域位于视前区－下丘脑前部（PO－AH）。其中，当局部组织温度升高时冲动发放频率增加的神经元称为热敏神经元，而当局部组织温度降低时冲动发放频率增加的神经元称为冷敏神经元。

（二）体温调节中枢

虽然从脊髓到大脑皮层的整个中枢神经系统中都存在有调节体温的中枢结构，但多种恒温动物脑的分段切除实验表明，只要保持下丘脑及其以下的神经结构完整，动物即使在行为方面有些欠缺，但仍具有维持体温相对恒定的能力，如进一步破坏下丘脑，则动物不能再维持体温的恒定，这说明体温调节的中枢位于下丘脑。

（三）体温调定点学说

体温调定点学说是指体核温度是相对稳定的，即使机体的产热和散热率发生较大幅度的波动，体核温度也能维持在 37 ℃ 左右。当体温高于此水平时，机体散热大于产热，体温回落；当体温低于此水平时，机体产热大于散热，体温上升。此较为稳定的温度水平被称为体温调控机制中的"调定点"。调定点是由视前区－下丘脑前部中温度敏感性神经元的工作特性决定的。体温调定点学说认为，体温的调节就像是一个恒温器的调节，由温度敏感性神经元在视前区－下丘脑前部设定了一个调定点，即规定数值（如 37 ℃），机体通过反馈控制系统调节产热和散热量，以维持体温的恒定。例如细菌感染所致的发热，就是由于致热原的作用使视前区－下丘脑前部中热敏神经元的温度反应阈值升高，而冷敏神经元的阈值下降，调定点因而上移（如 39 ℃）。此时机体通过战栗、皮肤血管收缩等方式使产热增加，散热减少，直到体温上升到 39 ℃。如果致热因素不消除，机体的产热和散热过程就在此温度水平上保持相对的平衡。当致热因素解除后，体温调定点下移（如 37 ℃），机体通过发汗等方式使散热大于产热，直至体温回落到 37 ℃。发热时体温调节功能并无障碍，它不同于中暑，中暑时的体温升高是由于体温调节功能失调引起的。

本章小结

1. 人体的能量主要来源于食物，其中 70% 来源于糖，而能够被细胞直接利用的能量是 ATP。因此，被人体吸收的糖需要在细胞内转化成 ATP 才能够被人体利用。

2. 影响能量代谢的因素有肌肉活动、精神活动、环境温度和食物特殊动力效应等，其中肌肉活动是影响能量代谢最显著的因素。

3. 体温是人体深部组织的平均温度，是内环境稳态的重要因素之一。

4. 体温的相对恒定是人体产热与散热过程保持相对平衡的结果。安静时人体的产热器官主要是内脏，运动时的产热器官主要是骨骼肌；人体的主要散热器官是皮肤，其散热方式有：辐射、对流、传导和蒸发。

? 思考题

1. 影响能量代谢的因素有哪些？

2. 什么是基础代谢率？测定基础代谢率需要控制哪些因素？

3. 何谓体温？常用的测量方法有几种？正常值是多少？

4. 说出体温生理变异的因素。

5. 人体有哪些散热途径？皮肤的散热方式有哪些？

（于洪江）

扫码"练一练"

第八章　尿的生成与排出

第一节　肾脏的结构和血液循环特点

扫码"学一学"

排泄是指机体将体内物质代谢的终产物、体内过剩的物质以及进入体内的异物等经血液循环由排泄器官排出体外的过程。

机体参与排泄的器官主要有肾脏、呼吸道、消化道、皮肤以及汗腺等。由直肠排出的未被消化的食物残渣，没经过血液循环、未进入内环境，故不属于排泄的范畴。

表 8-1　人体的排泄器官及其排泄物

排泄器官	排泄物
肾脏	水、尿素、肌酐、盐类、药物、毒物、色素等
皮肤及汗腺	水、盐类、少量尿素等
呼吸道	CO_2、H_2O、挥发性药物等
消化道	钙、镁、铁、磷等无机盐、胆色素、毒物等
唾液腺	重金属、狂犬病毒等

肾脏是机体主要的排泄器官。通过尿的生成和排出，实现体代谢终产物以及进入机体过剩的物质和异物，从而调节水和电解质平衡、体液透压、体液量和电解质浓度、酸碱平衡等功能。

肾脏不仅具有排泄的功能，还是一个内分泌器官，可合成和释放肾素，参与动脉血压的调节；可合成和分泌促红细胞生成素，调节红细胞的生成；肾的 1α-羟化酶，使 25-羟维生素 D_3 转化为 1，25-二羟胆骨化醇调节钙的吸收和血钙水平；肾脏还能生成激肽、前列腺素，参与血管活动的调节；此外，肾脏还是糖异生的场所。

一、肾脏的位置和基本结构

（一）肾脏的位置

肾脏是成对的器官，红褐色，位于腹膜后脊柱两旁浅窝中。肾纵轴上端向内、下端向外，因此两肾上极相距较近；下极较远，肾纵轴与脊柱所成角度为 30 度左右（图 8−1）。肾脏一侧有一凹陷，叫作肾门，是肾静脉、肾动脉出入肾脏以及输尿管与肾脏连接的部位。出入肾门的结构被结缔组织包裹，合称肾蒂（图 8−2）。

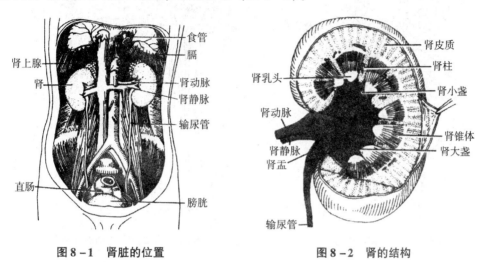

图 8−1 肾脏的位置

图 8−2 肾的结构

（二）肾脏的基本结构

1. 肾单位 是肾的基本功能单位，两侧肾有 170～240 万个肾单位（图 8−3，图 8−4）。

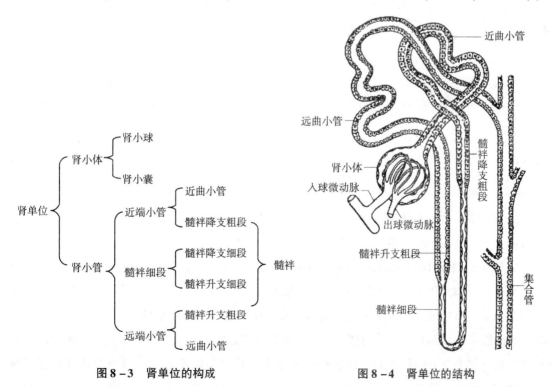

图 8−3 肾单位的构成

图 8−4 肾单位的结构

根据肾单位中肾小体（图8-5）在皮质部位的不同，肾单位可分为皮质肾单位（cortical nephron）和近髓肾单位（juxtamedullary nephron）两类，其数量和结构有明显差异（图8-6，表8-2），但基本结构相同。

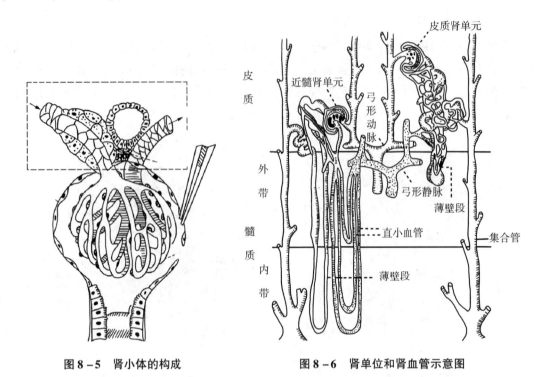

图8-5　肾小体的构成　　　　　　　　　图8-6　肾单位和肾血管示意图

表8-2　皮质肾单位和近髓肾单位的结构和功能特点的比较

	皮质肾单位	近髓肾单位
分布	肾皮质的外层和中层	肾皮质的近髓层
占肾单位的总数（％）	85%～90%	10%～15%
肾小球的体积	较小	较大
入、出球小动脉的口径	入球小动脉：出球小动脉≈2∶1	入球小动脉≈出球小动脉
出球小动脉分支部肾小管周围	形成毛细血管网几乎全部缠绕在皮质和U形的直小血管	形成肾小管周围的毛细血管网
髓袢	短，仅达外髓层；长，可达内髓层	长，深入到内髓甚至达肾乳头
球旁器	有，肾素含量多	无，或甚少
主要功能	滤过和重吸收尿的浓缩和稀释	主要与尿的浓缩与稀释有关

2. 集合管　在结构上不属于肾单位的组成部分，但尿生成过程需要肾单位和集合管共同完成，尤其是在尿的浓缩和稀释以及保持体内电解质平衡中，集合管起着重要作用。

3. 球旁器（juxtaglomerular apparatus）　又称近球小体，主要分布在皮质肾单位，由球旁细胞（近球细胞）、致密斑和球外系膜细胞（间质细胞）组成（图8-7）。球旁细胞是入球小动脉近血管极处由中膜平滑肌细胞特殊分化而成的上皮样细胞，胞内含有分泌颗粒。球旁细胞能合成、储存和释放肾素（renin）。致密斑是髓袢升支粗段的远端部一小块由特殊分化的高柱状上皮细胞构成的，穿过出、入球小动脉的夹角并与球旁细胞及球外系膜细胞相接触，可感受小管液中NaCl含量的变化，并将信息传至球旁细胞促进肾素的释放。球外系膜细胞分布在入球小动脉、出球小动脉和致密斑之间的三角形区域内，具有吞噬和收缩的功能。

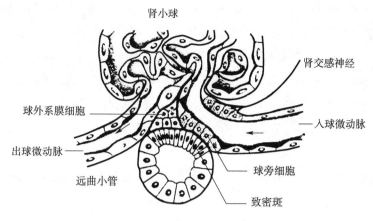

图 8-7 球旁器示意图

二、肾脏的血液循环特点

1. 血流量大 正常成人安静时两肾总血流量为 1200 ml/min，占心输出量的 20% ~ 25%，有利于完成肾的泌尿功能。

2. 血流分布不均匀 流经肾的血液，大约有 94% 供应肾皮质，约 5% 供应外髓部，剩余的约 1% 供应内髓部。通常所说的肾血流量主要是指肾皮质血流量。

3. 两次形成毛细血管网

（1）肾小球毛细血管网 肾小球毛细血管网介于入球小动脉和出球小动脉之间。因出球小动脉较入球小动脉细，使肾小球毛细血管网的后阻力较大，故肾小球毛细血管网的血压高，有利于肾小球的滤过功能。

（2）肾小管周围毛细血管网 是出球小动脉的再次分支形成毛细血管网。血液流经入球和出球小动脉之后，因阻力消耗，造成肾小管周围毛细血管网的血压低，有利于肾小管的物质重吸收功能。

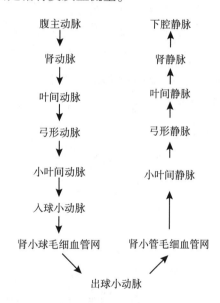

图 8-8 肾血液循环两次形成毛细血管网

4. 肾血流量的调节 意义在于使肾血流量与肾的泌尿功能相适应，在血液循环发生大的变化时能对全身的血流量进行重新分布。这些调节是通过肾的自身调节、神经和体液调节完成的。

（1）自身调节 在离体肾的灌流实验中观察到，当灌注压在 80 ~ 180 mmHg 范围内变动时，肾血流量保持相对恒定；进一步升高灌注压，肾血流量又随之增加。这种肾血流量不依赖于神经和体液因素的作用，而在一定血压变动范围内保持相对恒定的现象称为肾血流量的自身调节。肾血流的自身调节保证了一定范围内尿量不会随血压的波动而改变。

关于肾血流量自身调节的机制，目前获得较多支持的是肌源性学说。该学说认为，肾的血管阻力主要取决于入球小动脉、出球小动脉端和小叶间动脉的阻力，入球小动脉阻力的变化起主要作用。灌注压在 80～180 mmHg 范围内升高时，入球小动脉受到的牵张刺激逐渐增强，动脉平滑肌的紧张性增加，血管收缩，阻力增大，使流入的血液量减少；灌注压由 180 mmHg 降至 80 mmHg 的过程中，动脉平滑肌的紧张性降低，入球小动脉舒张，血流阻力减小，流入的血液量增加；当灌注压高于 180 mmHg 或低于 80 mmHg 时，小动脉平滑肌的收缩和舒张能力已达到极限，不能继续维持肾血流量的自身调节，肾血流量则随动脉血压的变化而改变。用罂粟碱、水合氯醛或氰化钠等药物可抑制平滑肌的活动，肾血流量的自身调节消失。

肾血流量自身调节的机制还有管－球反馈，是肾血流量和肾小球滤过率自身调节的重要机制之一。当肾血流量和肾小球滤过率增加时，到达远曲小管致密斑的小管液的流量增加，Na^+ 和 Cl^- 增加，刺激致密斑发出信息，入球小动脉收缩，肾血流量和肾小球滤过率恢复至正常。相反，肾血流量和肾小球滤过率减少时，流经致密斑的小管液流量下降，Na^+ 和 Cl^- 减少，刺激致密斑发出信息，使出球小动脉收缩，使肾血流量和肾小球滤过率增加至正常水平。这种小管液流量变化影响肾血流量和肾小球滤过率的现象称为管－球反馈。

（2）神经和体液调节　支配肾的神经主要是交感神经。肾交感神兴奋时，末梢释放去甲肾上腺素，引起肾血管收缩，肾血流量减少。当人体剧烈运动时，交感神经系统活动增强，引起血管收缩，尤其是肾、胃肠、皮肤的血管收缩，阻力增大，血流量减少，而使骨骼肌的血流量增多，实现血液的重新分配。调节肾血流量的体液因素主要有肾上腺素、去甲肾上腺素、血管升压素和血管紧张素等，能引起肾血管收缩，使肾血流量减少。另外也有一些使肾血管舒张的物质，如前列腺素和一氧化氮等体液因素。

一般情况下，肾主要依靠自身调节来保持肾血流的相对稳定，维持正常的泌尿功能。在大失血、中毒性休克等紧急情况时，通过神经－体液调节，使肾血流量减少，实现血液的重新分配，以保证脑和心脏等重要器官的血液供应。

第二节　尿液生成的基本过程

尿生成是由肾单位和集合管共同完成的，尿生成包括三个基本过程：①血浆在肾小球毛细血管滤过形成超滤液，即原尿（raw urine）；②超滤液在肾小管和集合管中的重吸收（reabsorption）；③肾小管和集合管的分泌（secretion）。最终形成尿液排出体外。

一、肾小球滤过

血液流经肾小球毛细血管时，血浆中的水和小分子的溶质在有效滤过压的作用下通过滤过膜滤入到肾小囊形成超滤液（即原尿）的过程，称为肾小球的滤过（glomerular filtration）。用微穿刺法抽取原尿进行微量分析，结果显示原尿中的成分除大分子的蛋白质以外，其他成分和血浆基本一致（表 8－3），所以原尿可看做是血浆的超滤液。

扫码"学一学"

表8-3　血浆、原尿和终尿成分比较

成分	血浆 (g/L)	原尿 (g/L)	终尿 (g/L)	终尿/血浆 (倍数)	滤过总数 (g/d)	排出量 (g/d)	重吸收率 (%)
Na^+	3.3	3.3	3.5	1.1	594.0	5.3	99
K^+	0.2	0.2	1.5	7.5	36.0	2.3	94
Cl^-	3.7	3.7	6.0	1.6	666.0	9.0	99
碳酸根	1.5	1.5	0.07	0.05	270.0	0.1	99
磷酸根	0.03	0.03	1.2	40.0	5.4	1.8	67
尿素	0.3	0.3	20.0	67.0	54.0	30.0	45
尿酸	0.02	0.02	0.5	25.0	3.6	0.75	79
肌酐	0.01	0.01	1.5	150.0	1.8	2.25	0
氨	0.001	0.001	0.4	400.000	0.18	0.6	0
葡萄糖	1.0	1.0	0	0	180.0	0	100
蛋白质	80	0.30	0	0	微量	0	100
水	900	980	960		180L	1.5L	99

（一）滤过膜及其通透性

肾小球滤过膜是滤过的结构基础，由三层结构构成（图8-9）。内层是肾小球毛细血管内皮细胞，细胞间有直径在50～100 nm间的孔隙，可阻止血细胞通过，对血浆蛋白几乎没有限制作用；中间层是基膜，是由水合凝胶形成的微纤维网，厚约300 nm，网孔4～8 nm，网孔直径最小，是滤过膜机械屏障的主要构成，水和部分溶质可通过，而蛋白质很难通过基膜；外层是肾小囊脏层上皮细胞层，上皮细胞有许多足突贴附于基膜外面，足突相互交错形成裂隙，称为裂孔，裂孔上附有一层薄膜，薄膜上有4～11 nm的小孔，可限制蛋白质通过。以上三层结构构成滤过膜的机械屏障。此外，在滤过膜各层都有带负电荷的物质（主要成分是糖蛋白），起着静电屏障的作用，阻止血浆中蛋白的滤出。

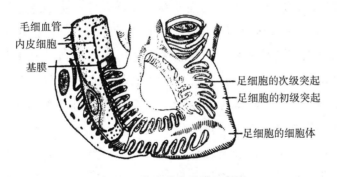

毛细血管
内皮细胞
基膜
足细胞的次级突起
足细胞的初级突起
足细胞的细胞体

图8-9　肾小球滤过膜示意图

血浆中的物质能否通过滤过膜，取决于该物质的有效半径与其所携带的电荷。凡是分子量小于70 000，有效半径小于1.8 nm的带正电荷或中性的物质，如水、尿素、葡萄糖及各种离子等，均可自由通过滤过膜；分子量小于70 000的物质，如果带负电荷，也不能通过静电屏障，例如血浆白蛋白；当分子量很小时，即使带负电荷也能滤过，如各种酸根离子。由此可见，滤过膜两种屏障作用以机械屏障为主。两种屏障作用使滤过膜对血浆中物质的通过具有高度的选择性。

（二）有效滤过压

有效滤过压是肾小球滤过的直接动力。是推动滤液生成的动力（肾小球毛细血管血压和囊内的胶体渗透压）和对抗滤液生成的阻力（血浆胶体渗透压和囊内压）之间的差值，即有效滤过压=（肾小球毛细血管血压+滤液的胶体渗透压）-（血浆胶体渗透压+囊内压）。因为滤过膜对蛋白质几乎不通透，故肾小囊内的滤液中蛋白质浓度极低，其胶体渗透压可忽略不计。因此，有效率过压=肾小球毛细血管血压-（血浆胶体渗透压+囊内压）（图8-10）。

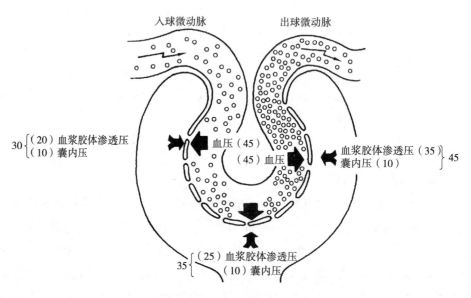

图8-10 肾小球有效滤过压变化示意图

用微穿刺法测定慕尼黑大鼠肾小球毛细血管血压发现，入球小动脉端和出球小动脉端血压平均血压为45 mmHg，入球端和出球端血压基本相等。肾小囊内压较恒定约为10 mmHg。血浆胶体渗透压入球端为25 mmHg，计算入球端的有效滤过压=45-（25+10）=10 mmHg。在血液流经肾小球毛细血管过程中，随着滤液不断生成，水分和晶体物质不断滤出，血浆蛋白逐渐被浓缩，血浆胶体渗透压逐渐升高，因此有效滤过压逐渐降低，当有效滤过压降到零时，滤过停止，这种情况称为滤过平衡。出球小动脉一端的有效滤过压一般情况下为零。肾小球毛细血管全长都有滤过的功能，但并非全长都有滤液生成，只有有效滤过压为零之前的一段毛细血管才有滤液生成。生成滤液的毛细血管长度取决于有效滤过压下降的速度及肾血浆流量的大小。当肾血浆流量大，有效滤过压下降的速度减慢时，生成滤液的毛细血管长度延长，则生成的原尿量增多；反之，则原尿量生成减少。

（三）肾小球滤过率和滤过分数

肾小球滤过率和滤过分数是衡量肾小球滤过功能的重要指标。

肾小球滤过率是指单位时间（每分钟）内两肾生成的原尿量。正常成年人安静时肾小球滤过率平均值约为125 ml/min。经测定，正常成年人24小时滤出的血浆量可达180 L。肾小球滤过率与肾血浆流量的比值，称为滤过分数。据测定，肾血浆流量为660 ml/min时，滤过分数=125/660×100%≈19%，说明流经肾脏的血浆约有1/5由肾小球滤出到肾小囊腔中形成原尿。某些病理情况下，如肾小球肾炎、肾功能衰竭的患者，肾小球滤过率可明显降低，出现少尿。

（四）影响肾小球滤过的因素

1. 滤过膜的面积和通透性　生理情况下滤过膜具有足够且稳定的通透性及滤过面积。只有在某些病理情况下，如急性肾小球肾炎时，因肾小球毛细血管管腔狭窄或阻塞，使滤过膜面积减小，肾小球滤过率降低，出现少尿甚至无尿；肾炎时，滤过膜通透性也增大，使血浆蛋白甚至血细胞滤出而出现蛋白尿和血尿。

2. 肾血浆流量　在血液流经肾小球毛细血管时，随着血浆中的水和小分子物质不断被滤出，血浆胶体渗透压逐渐升高，有效滤过压逐渐下降至零，所以，从入球端至出球端毛细血管，只部分毛细血管有滤过作用。如大量输入生理盐水或5%葡萄糖溶液时，肾血浆流量增加，肾小球毛细血管内血浆胶体渗透压升高速度和有效滤过压下降速度均减慢，有滤过作用的毛细血管延长，肾小球滤过率增多。动物实验表明，当肾血浆流量比正常值大三倍时，毛细血管全长均有滤过。而在失血性休克时，由于肾血流量减少，血浆胶体渗透压上升的速度和有效滤过压下降的速度均加快，肾小球滤过率减少。

3. 有效滤过压　是滤过的直接动力，由肾小球毛细血管血压、血浆胶体渗透压和囊内压三个因素构成，其中任何一个因素发生变化都会影响肾小球的滤过率。

（1）肾小球毛细血管血压　动脉血压变动于 80～180 mmHg 范围时，肾血流量及肾小球毛细血管血压保持相对稳定，肾小球滤过率变化不大。动脉血压低于 80 mmHg 时，则超过了自身调节范围，此时交感神经兴奋，肾血管收缩，肾血流量减少，肾小球毛细血管血压降低，有效滤过压降低，肾小球滤过率下降，出现少尿。动脉血压下降至 40～50 mmHg 或以下时，肾小球滤过率下降到零，尿生成停止，出现无尿。

（2）血浆胶体渗透压　正常情况下血浆胶体渗透压稳定，对肾小球滤过率影响不大。若因某些疾病使血浆蛋白的浓度明显降低，或由静脉输入大量的生理盐水使血浆稀释，均可导致血浆胶体渗透压降低，使有效滤过压升高，肾小球滤过率增加，原尿生成增多。

（3）囊内压　原尿不断产生，又及时流走，所以正常情况下囊内压比较稳定，但当肾盂或输尿管有结石、肿瘤时，可引起尿路受阻时，囊内压将升高，有效滤过压降低，肾小球滤过率减少。

拓展阅读

血液透析

血液透析常见于尿毒症的治疗，是一种较安全、易行的血液净化方法。透析是指溶质通过半透膜，从高浓度向低浓度方向运动的过程。血液透析包括溶质和水的移动，即血液与透析液在透析器内借半透膜，依据浓度梯度进行物质交换，使血液中的代谢废物和过多的电解质向透析液移动，透析液中的钙离子、碱基等向血液移动，达到血液净化的目的。

二、肾小管、集合管的重吸收

原尿流入肾小管后称为小管液。小管液流经各段肾小管和集合管后，与原尿相比，质和量均发生了明显的变化（表8-3），原因是在肾小管和集合管具有重吸收和分泌功能。

小管液在流经肾小管和集合管时，其中的水和溶质全部或部分通过上皮细胞重新回到血液的过程，称为肾小管和集合管的重吸收。例如，两肾24小时生成180 L原尿，而终尿量平均为1.5 L，说明99%的液体被重吸收回血液。

肾小管和集合管对各种物质的重吸收有"选择性"，如葡萄糖、氨基酸等营养物质全部被重吸收，Na^+、Cl^-、水等重要物质大部分被重吸收，尿素等部分被重吸收，肌酐等完全不被重吸收。另外，肾小管和集合管重吸收还具有一定限度，即"有限性"，当血浆中某种物质的浓度过高，超过了肾小管和集合管重吸收的能力时，将有部分该物质随尿排出体外。如血糖浓度过高，形成的小管液中葡萄糖含量超过近球小管重吸收葡萄糖的最大限度而出现糖尿。

（一）重吸收的方式和部位

1. 重吸收的方式 包括主动重吸收和被动重吸收。主动重吸收是指肾小管和集合管上皮细胞在耗能的情况下，将小管液中的溶质逆浓度差或电位差转运到管周组织液并进入血液的过程。主动重吸收又分为原发性主动重吸收和继发性主动重吸收两种，前者所需能量由ATP直接提供，如Na^+和K^+的重吸收；后者所需能量不是直接来自钠泵，但要与Na^+的主动重吸收耦联进行，如葡萄糖、氨基酸等的重吸收，其能量来自Na^+顺电化学梯度转运时释放的能量，间接消耗ATP。被动重吸收是指小管液中的溶质顺浓度差或电位差进行扩散以及水在渗透压差作用下进行渗透，从管腔转移至管周组织液再回到血液的过程，不需要消耗能量。

主动重吸收和被动重吸收之间存在密切联系。如Na^+的主动重吸收，使肾小管内电位降低，形成肾小管内外的电位差，Cl^-即顺电位差扩散而被动重吸收；随着NaCl向管外转运，管周组织液渗透压升高，形成肾小管内外的渗透压差，促进水的被动重吸收。重吸收量的多少，除与动力作用的大小有关外，还取决于肾小管和集合管上皮细胞对所重吸收物质通透性的大小，如集合管受抗利尿激素影响，可调节改变水的通透性，从而实现尿的浓缩与稀释。

2. 重吸收的部位 肾小管和集合管都具有重吸收的功能，但近端小管是各类物质重吸收的主要部位。这取决于近端小管的结构和功能特点，近端小管上皮细胞的管腔膜上有大量密集的微绒毛形成刷状缘，使吸收面积达$50 \sim 60 \ m^2$；管腔膜对Na^+、K^+和Cl^-等通透性大；上皮细胞内有大量的线粒体及酶类，代谢活跃，管腔膜侧载体数量以及管周膜和管侧膜侧钠泵数量多。正常情况下，小管液中的水、葡萄糖、氨基酸等营养物质，几乎全部在近端小管重吸收；80% ~ 90%的HCO_3^-、65% ~ 70%的水和Na^+、K^+、Cl^-等也在此重吸收。剩余的水和盐类的绝大部分在髓袢细段、远端小管和集合管重吸收，少量随尿排出；虽然在这些部位重吸收的量较近端小管少，却与机体内水盐代谢和酸碱平衡的调节密切相关。

（二）几种物质的重吸收

1. Na^+和Cl^-重吸收 每天由肾小球滤过的Na^+可达600g，而最终随尿排出4g左右，

说明原尿中的 Na^+ 99%以上被重吸收。除髓袢降支细段外，肾小管各段和集合管对 Na^+ 均有重吸收。

各段肾小管对 Na^+ 的重吸收率不同。近端小管吸收最多，占滤过量的 65% ~ 70%，远端小管约吸收 10%，其余部分在髓袢升支和集合管被重吸收。Na^+ 的重吸收主要以主动转运的方式进行。

各段肾小管对 Na^+ 的重吸收机制也不同。近端小管对 Na^+ 的主动重吸收，可用泵 - 漏模式解释（图 8 - 11）。肾小管上皮细胞的管周膜和侧膜上存在丰富的钠泵。钠泵把上皮细胞内的 Na^+ 泵入细胞间隙，使上皮细胞内保持低钠的环境。近端小管的小管液中 Na^+ 浓度大于肾小管上皮细胞内的 Na^+ 浓度，肾小管上皮细胞的管腔膜对 Na^+ 通透性好，Na^+ 顺浓度差扩散进入细胞内。细胞内的 Na^+ 随时被管侧膜和管周膜上的钠泵转运入细胞间隙，维持细胞内与小管液之间 Na^+ 的浓度差，使 Na^+ 不断从小管液向细胞内扩散。随着细胞间隙内 Na^+ 浓度升高，渗透压升高，水分通过渗透作用进入细胞间隙导致细胞间隙内静水压增高。增高的静水压可使 Na^+ 和水透过基膜进入管周组织液和相邻的毛细血管，同时也可使紧密连接被撑开，有部分 Na^+ 和水反流至肾小管腔内，这一现象称为回漏。因此，Na^+ 的重吸收量等于主动重吸收量减回漏量。肾小管上皮细胞的管周膜上也有钠泵，可将细胞内的 Na^+ 直接泵入管周组织液。此外，Na^+ 的重吸收还与葡萄糖、氨基酸的重吸收以及 H^+ 和 K^+ 的分泌有密切关系，其他各段肾小管内 Na^+ 的主动重吸收也依靠钠泵完成。

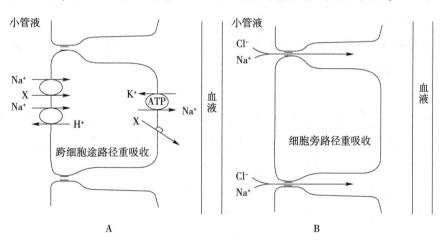

图 8 - 11 　Na^+ 在近端小管重吸收示意图

在 Na^+ 主动重吸收时，还伴随有相当数量的阴离子（Cl^- 等）被动重吸收。在近端小管，由于 Na^+ 的重吸收形成小管内外的电位差，Cl^- 则顺着电位差而被动重吸收；同时，由于 HCO_3^- 比 Cl^- 优先重吸收，以及水的重吸收使小管液中的 Cl^- 比管周组织液高，又进一步促使 Cl^- 的重吸收。

髓袢各段对 Na^+ 和 Cl^- 的重吸收情况比较复杂。髓袢降支细段对 Na^+ 和 Cl^- 的通透性极低，对水的通透性高，由于水分不断渗透至管周组织液，使小管液中 Na^+ 和 Cl^- 浓度升高。升支细段对水几乎不通透，对 Na^+ 和 Cl^- 的通透性高，小管液中的 Na^+ 和 Cl^- 顺浓度差扩散至管周组织液，故小管液中 Na^+、Cl^- 的浓度明显降低。髓袢升支粗段对 Na^+ 和 Cl^- 的重吸收是通过管腔膜上的同向转运体和管侧膜上钠泵的协同作用实现的。同向转运体按 Na^+：$2Cl^-$：K^+ 的比例，将 Na^+、Cl^- 和 K^+ 一起转入细胞内；进入细胞内的 Na^+ 被泵入组织间液，

Cl⁻经通道进入组织间液，而K⁺则又经管腔膜返回小管液中。升支粗段对水几乎不通透，水不被重吸收而留在小管内，由于Na⁺和Cl⁻被上皮细胞重吸收入管周组织液，因此造成小管液渗透压降低和管周组织液渗透压增高。呋塞米、依他尼酸等利尿剂，能特异性的与升支粗段管腔膜转运体相结合，抑制Na⁺、Cl⁻和K⁺的重吸收，干扰尿液的浓缩，发挥利尿作用。

髓袢升支细段上皮细胞对Na⁺有一定的通透性，小管液中少量的Na⁺顺浓度差扩散出管腔。

远端小管和集合管对Na⁺的重吸收与K⁺和H⁺分泌有关（见K⁺和H⁺分泌）。

2. 水的重吸收 每天排出的终尿量不足原尿量的1%，表明由肾小球滤过的水在流经肾小管和集合管各段时约有99%被重吸收回血液，其中近端小管重吸收占65%～70%，髓袢占10%～15%，远端小管约占10%，其余在集合管吸收。

水的重吸收为被动重吸收，顺渗透压梯度进行。在小管液中的Na⁺、Cl⁻等离子被重吸收后，小管液的渗透压降低而细胞间液的渗透压增高，水在渗透压的作用下，经紧密连接或上皮细胞进入细胞间隙，细胞间隙静水压增加，管周毛细血管压力低，胶体渗透压高，所以水分便由细胞间隙进入毛细血管被重吸收。

远端小管和集合管对水的重吸收受血液中抗利尿激素的影响，体内缺水的时候，肾小管和集合管对水的重吸收增加，尿量减少；体内水过多的时候，水的重吸收减少，尿量增多，在调节体内水平衡中有重要意义。近端小管虽然对水的重吸收量大，但与生理情况下尿量随体内水平衡状况变化无关。

3. K⁺的重吸收 每天滤过K⁺的总量约为34 g，由尿排出的量约为3 g。在近端小管重吸收的量占滤过量的65%～70%，髓袢升支粗段可重吸收少量K⁺，其余的在远端小管和集合管重吸收。

由于Na⁺的主动重吸收，造成管腔内电位比管周液低，近端小管对K⁺的重吸收是既逆浓度差又逆电位差的主动转运过程。终尿中的K⁺绝大部分是由远曲小管和集合管分泌的，其分泌量的多少取决于血K⁺浓度，并受醛固酮的调节。

4. HCO₃⁻的重吸收 小管液中HCO₃⁻大部分在近端小管被重吸收。Na⁺的主动重吸收，造成小管内外之间的电位差。HCO₃⁻在血浆中以NaHCO₃的形式存在，滤液中的NaHCO₃进入肾小管后可解离成Na⁺和HCO₃⁻。小管液中的HCO₃⁻是以CO₂的形式进行重吸收。在近端小管重吸收80%～90%，其余的在远端小管和集合管重吸收。HCO₃⁻不易透过管腔上皮细胞膜，重吸收是以CO₂的形式并与上皮细胞的Na⁺-H⁺交换耦联进行的。分泌入小管液中的H⁺与HCO₃⁻生成H₂CO₃，H₂CO₃再分解为CO₂和水。CO₂为脂溶性物质，可迅速扩散入上皮细胞内，在碳酸酐酶（carbonic anhydrase，CA）的催化下和细胞内的水又生成H₂CO₃，H₂CO₃解离成H⁺和HCO₃⁻，H⁺经Na⁺-H⁺交换再进入小管液，HCO₃⁻与Na⁺生成NaHCO₃而转运入血（图8-12）。CO₂通过管腔的速度明显快于Cl⁻的速度，故HCO₃⁻的重吸收常优先于Cl⁻。HCO₃⁻是体内主要的碱储备物质，其优先重吸收对于体内酸碱平衡的维持具有重要意义。

5. 葡萄糖的重吸收 原尿中的葡萄糖浓度和血浆中的浓度相等，而终尿中几乎不含葡萄糖。微穿刺实验表明，葡萄糖的重吸收部位主要在近端小管，其余的各段肾小管无重吸收葡萄糖的作用。所以，一旦近端小管不能将葡萄糖全部重吸收，则终尿中会出现葡萄糖。

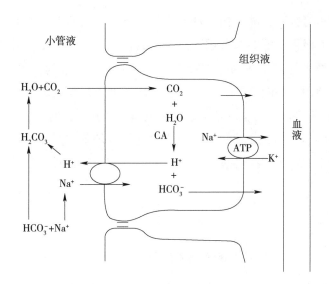

图 8 - 12　HCO_3^- 的重吸收示意图

葡萄糖的重吸收是逆浓度差进行主动转运的过程，在近端小管上皮细胞刷状缘上，葡萄糖和 Na^+ 与同一载体蛋白结合形成复合体后，经易化扩散进入细胞。在细胞内，Na^+、葡萄糖和载体分离，Na^+ 被泵入组织液，葡萄糖则和管周膜上的载体结合，易化扩散至管周组织液再入血。以上过程在钠泵将 Na^+ 从细胞内主动转运入管周组织液，使肾小管上皮细胞内 Na^+ 浓度降低时，才能发生。一旦钠泵活动被抑制，葡萄糖的重吸收也受阻。因此，葡萄糖的重吸收是与 Na^+ 耦联进行的继发性主动转运过程。

近端小管对葡萄糖的重吸收有一定的限度，正常人空腹血糖浓度为 4.48 ~ 6.72 mmol/L（0.8 ~ 1.2 g/L），当血糖浓度超过一定水平时，尿中即出现葡萄糖，称为糖尿。尿中刚刚出现葡萄糖时的最低血糖浓度称为肾糖阈，正常值为 9.0 ~ 10.1 mmol/L（1.6 ~ 1.8 g/L），此时葡萄糖滤过量可达 1.11 ~ 1.28 mmol/L（0.2 ~ 0.23 g/min），当血糖浓度超过肾糖阈后，随着血糖浓度的升高，肾小管对葡萄糖吸收达极限的上皮细胞数量增加，随尿排出的葡萄糖增多。两肾全部近端小管在单位时间内能重吸收葡萄糖的最大量，称为葡萄糖吸收极限量，全部近端小管上皮细胞对葡萄糖的重吸收能力已达饱和。此时，随着血糖的升高，尿中排出的葡萄糖呈平行性增加。人肾对葡萄糖吸收的极限量男性为 20.95 mmol/min（0.375 g/min），女性为 16.78 mmol/min（0.3 g/min）。

6. 其他物质的重吸收　氨基酸、HPO_4^{2-}、SO_4^{2-} 等物质的重吸收机制与葡萄糖基本相同，只是载体不同。部分尿酸在近端小管重吸收。大部分的 Ca^{2+} 和 Mg^{2+} 在近端小管和髓袢升支粗段重吸收。小管液中微量的蛋白质，在近端小管内通过入胞作用重吸收入细胞内，再经溶酶体酶水解成氨基酸后，以与葡萄糖重吸收相同的机制进入组织液。近端小管和髓袢升支细段及内髓部集合管对尿素有不同程度的通透，由于水的重吸收，使小管液的尿素浓度增加，尿素顺浓度差扩散而被吸收。

（三）影响肾小管和集合管重吸收的因素

1. 肾小管液中溶质的浓度　决定了小管液渗透压的高低，可对抗肾小管、集合管重吸收水的作用。近端小管内液体的渗透压与血浆等渗，如果小管液中某种溶质含量增加，渗透压升高，可阻止肾小管特别是近端小管对水的重吸收。如糖尿病患者，由于肾小管液中

扫码"看一看"

血糖浓度增加，超过肾糖阈，部分葡萄糖不能被近端小管重吸收，小管液渗透压增高，阻止了水的重吸收，并吸引周围的水分进入到肾小管内，导致尿量增多并出现糖尿。这种由于小管液中的溶质浓度增高，使水的重吸收减少而使尿量增多的现象，称为渗透性利尿。临床上给某些患者使用一些能经肾小球滤过但不被肾小管重吸收的药物（如甘露醇、山梨醇等），增加尿量，排出多余的水分，可以达到利尿、消肿的目的。

2. 球 – 管平衡 在正常情况下，不论肾小球滤过率增加或减少，近端小管对 Na^+ 和水的重吸收量总是稳定在肾小球滤过率的 65% ~ 70%，这一定比重吸收的现象称为球 – 管平衡（详见第八章第四节）。

> **拓展阅读**
>
> ### 糖尿病人的三多一少
>
> 糖尿病患者最常见的临床表现就是"三多一少"综合征，即多饮、多食、多尿和体重减轻。其中的多饮和多尿，是由于糖尿病时胰岛素分泌相对或绝对不足，血糖不能有效被利用而形成高血糖，若血糖升高超过肾糖阈，肾小球滤出的糖便不能被肾小管完全吸收，小管液渗透压增加，造成渗透性利尿，机体失水过多，兴奋口渴中枢，即引起口渴多饮。多食是由于血糖利用率降低，动静脉血糖浓度差小至接近零，从而刺激饥饿中枢，抑制饱食中枢，便产生饥饿感，致使糖尿病患者多食。体重减轻是因糖的利用减少，脂肪动员分解供能增多所致。

三、肾小管、集合管的分泌

分泌是指肾小管上皮细胞将自身代谢所产生的物质排入管腔的过程。排泄是指肾小管上皮细胞将血液中某些物质直接转运入管腔的过程。由于两者都是将物质排入管腔，一般不进行严格区分，统称为分泌。肾小管和集合管主要分泌 H^+、NH_3 和 K^+。

（一）H^+ 的分泌

正常人血浆 pH 在 7.35 ~ 7.45，而尿液的 pH 一般在 5.0 ~ 7.0，最大变化范围是 4.5 ~ 8.0，可见肾具有排酸和排碱的功能。肾小球滤过液的 pH 和血浆相同，只是在流经肾小管和集合管以后，pH 才发生变化，这一变化是通过肾小管和集合管分泌 H^+ 实现的。近端小管、远端小管和集合管上皮细胞均有分泌 H^+ 的作用，但主要部位是近端小管。

近端小管分泌 H^+ 是通过 H^+ – Na^+ 交换实现的。由细胞代谢产生或由小管液进入细胞的 CO_2，在碳酸酐酶的作用下，与 H_2O 生成 H_2CO_3，H_2CO_3 电离成 H^+ 和 HCO_3^-。细胞内的 H^+ 和小管液中的 Na^+ 与管腔膜上的逆向转运体结合，H^+ 被分泌到小管液中，而小管液中的 Na^+ 则被转运入细胞内。故 H^+ 的分泌与 Na^+ 的重吸收是通过管腔膜上的逆向转运体完成。此交换过程称为 H^+ – Na^+ 交换。

细胞内生成的 HCO_3^- 扩散至管周组织液，与其中的 Na^+ 生成 $NaHCO_3$ 并进入血液。分泌入小管液的 H^+ 与其内的 HCO_3^- 生成 H_2CO_3，H_2CO_3 分解为 CO_2 和 H_2O，CO_2 进入细胞，在细胞内重新生成 H_2CO_3，H_2O 则随尿排出体外。每分泌 1 个 H^+，同时可重吸收 1 个 Na^+ 和 1 个 HCO_3^- 回到血液。远曲小管和集合管上皮细胞分泌入小管液的 H^+，还可以和分泌到小

管液中的 NH_3 生成 NH_4^+ 并随尿排出。$NaHCO_3$ 是体内重要的碱贮备，因此，肾小管和集合管分泌 H^+ 的作用就是排酸保碱的过程，可维持体内酸碱平衡。

（二）NH_3 的分泌

上皮细胞中的 NH_3 主要由谷氨酰胺脱氨而来，其次来自其他氨基酸氧化脱氨。通常情况下，NH_3 主要由远端小管和集合管分泌。NH_3 是脂溶性物质，向 pH 较低的一侧进行扩散，NH_3 通过细胞膜扩散入小管液中。进入小管液的 NH_3 与其中的 H^+ 结合成 NH_4^+，NH_4^+ 的生成使小管液中的 H^+ 减少，有助于 H^+ 的继续分泌。随着小管液中的 NH_3 与 H^+ 结合生成 NH_4^+，小管液中的 NH_3 降低，也有利于 NH_3 的继续分泌（图 8-13）。NH_4^+ 是水溶性的，不能通过细胞膜。小管液中的 NH_4^+ 与强酸盐 NaCl 的阴离子结合生成铵盐（NH_4Cl）随尿排出。强酸盐的阳离子 Na^+ 则与 H^+ 交换而进入肾小管细胞，然后和细胞内的 HCO_3^- 一起被转运入血。

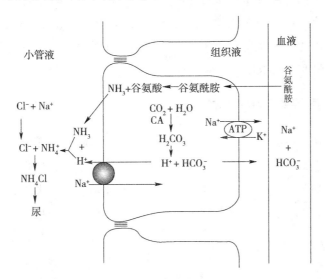

图 8-13 H^+、NH_3 和 K^+ 分泌关系示意图

NH_3 的分泌与 H^+ 的分泌密切相关，H^+ 分泌增加可促使 NH_3 分泌增多。肾小管和集合管细胞在分泌 H^+ 和 NH_3 的同时，促进了 $NaHCO_3$ 的重吸收，维持体内环境的酸碱平衡。

（三）K^+ 的分泌

肾小球滤出的 K^+ 绝大部分被肾小管和集合管重吸收入血，只有极少部分随尿排出。尿液中的 K^+ 主要是远曲小管和集合管分泌而来。K^+ 的分泌是顺电位差的扩散过程。在远曲小管和集合管，由于 Na^+ 的重吸收，管腔内电位降至 $-10 \sim -40$ mV，形成 K^+ 分泌的动力。在小管液中的 Na^+ 重吸收入细胞内的同时，K^+ 被分泌到小管液内，这种分泌 K^+ 与重吸收 Na^+ 相互关联的现象，称为 $K^+ - Na^+$ 交换。由于 K^+ 分泌和 H^+ 分泌都是与 Na^+ 进行交换（图 8-13），故两者之间存在竞争性抑制作用，即当 $H^+ - Na^+$ 交换增强时，$K^+ - Na^+$ 交换减弱；反之，$H^+ - Na^+$ 交换减弱时，$K^+ - Na^+$ 交换增强。

体内的 K^+ 主要由肾排泄。正常情况下，机体摄入和排出的 K^+ 保持相对平衡。体内的 K^+ 代谢特点是：多吃多排，少吃少排，不吃也排。故在临床上，为维持体内的 K^+ 平衡，应适当补 K^+，以免引起血 K^+ 降低。

扫码"学一学"

第三节　尿液的浓缩和稀释

尿液的浓缩或稀释是指尿液的渗透压与血浆的渗透压相比较而言。正常血浆的渗透压约为 300 mOsm/L，原尿的渗透压与血浆的基本相同。在近端小管和髓袢中，渗透压的变化是固定的。经过远端小管后段和集合管时，渗透压可随体内缺水或水过多等情况出现大幅度的变动。在机体缺水时，尿液被浓缩，以便将水尽可能保留在体内，这时尿液的渗透压可高达 1200～1400 mOsm/L，约为血浆渗透压的 4～5 倍，此时排出的尿液渗透压比血浆渗透压高，称为高渗尿（hypertonic urine），表明尿液被浓缩；当大量饮清水后，尿液被稀释，以便将多余的水排出体外，尿的渗透压可降至 30～40 mOsm/L。此时排出的尿液渗透压比血浆渗透压低，称为低渗尿（hypotonic urine），表明尿液被稀释。可见肾对尿液的浓缩和稀释能力很强。尿液渗透压与血浆渗透压相等时称为等渗尿（此常见于肾衰竭患者）。因此，尽管人体摄入水的量和从肾排出的液体量可能变化很大，但通过肾脏的浓缩和稀释，可使人体内的液体量和渗透压保持平衡。

一、肾髓质高渗梯度的形成

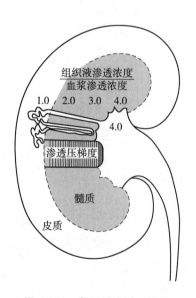

图 8-14　肾髓质渗透压梯度

肾小球滤出的原尿是等渗液，经过近端小管的等渗性重吸收，小管液的渗透压仍与血浆相等，这表明尿液的浓缩与稀释是在髓袢细段、远端小管和集合管内进行的。用冰点降低法测量鼠肾的渗透压，观察到皮质部组织液的渗透压与血浆相等，是等渗的。肾髓质的组织液呈高渗，由外髓至内髓渗透压逐渐升高，越向乳头部深入，渗透压越高，可高达血浆渗透压的 4 倍，形成一个肾髓质渗透压梯度（图 8-14）。肾髓质高渗梯度的存在，是远端小管和集合管重吸收水、尿液被浓缩的基础。髓袢和直小血管都呈 U 形，上升支与下降支平行走向，折返部均在髓质部，其中的小管液和血液均为逆向流动，相邻的集合管也与其相互平行。这些结构均位于髓质渗透压逐渐升高的位置。

（一）肾髓质高渗梯度形成原因

肾髓质高渗梯度的形成（图 8-15）与肾小管各段对水和溶质的通透性不同有关。

1. 外髓部高渗梯度的形成　外髓部渗透压梯度是由远端小管直部主动重吸收 Na^+、Cl^- 形成的。远端小管直部对水不通透，随着 Na^+、Cl^- 的主动重吸收，升支粗段内小管液的 Na^+、Cl^- 浓度和渗透压逐渐降低，而升支粗段管周组织液的渗透压升高，从皮质到近内髓部的组织液形成了逐渐递增的渗透压梯度。

2. 内髓部高渗梯度的形成　内髓部渗透压梯度是由尿素再循环和 Na^+、Cl^- 重吸收形成。当小管液流经远端小管曲部和外髓部集合管时，管壁对尿素不易通透，受抗利尿激素调节，对水有通透性，故水被重吸收，尿素逐渐被浓缩。流经内髓部集合管中的尿素浓度高于组织液，内髓部集合管对尿素易通透，尿素顺浓度差扩散至内髓部组织液中，内髓组织液的渗透压被提高。升支细段对尿素有中等通透性，尿素可部分扩散进入升支细段，经远端小管和外髓部集合管运送至内髓部集合管时再扩散入组织液，形成尿素再循环。尿素再循环有助于内髓部高渗梯度的形成和加强。

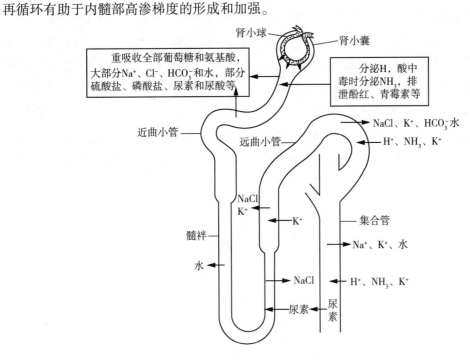

图 8 - 15　肾髓质渗透压梯度示意图

经近端小管等渗重吸收的小管液进入降支细段，此时水易通透，Na^+、Cl^- 和尿素不易通透，水在内髓高渗的作用下不断渗入组织间液，使管内 Na^+、Cl^- 浓度逐渐增高，至髓袢反折顶点达到最高。进入升支细段后，升支细段又对水不易通透，而对 Na^+、Cl^- 易通透，小管液中的 Na^+、Cl^- 顺浓度梯度向组织液中扩散，使内髓部组织液的渗透压进一步增高。内髓部组织液形成了渗透压梯度，愈近乳头部渗透压愈高（图 8 - 14）。

各段肾小管和集合管对不同物质的通透性及在髓质渗透压梯度形成中的作用见表 8 - 4。

表 8 - 4　各段肾小管和集合管对不同物质的通透性及作用

	水	Na^+	尿素	作用
髓袢降支细段	易通透	不易通透	不易通透	水被吸收，使小管液被浓缩渗透压升高
髓袢升支细段	不易通透	易通透	中等通透	NaCl 被重吸收使外髓部组织液渗透压升高；内髓组织液中的部分尿素进入小管液，形成尿素的再循环
髓袢升支粗段	不易通透	Na^+ 主动重吸收，Cl^- 继发性主动重吸收	不易通透	NaCl 被重吸收使外髓部组织液渗透压升高
远曲小管和集合管	受抗利尿激素调节	主动重吸收	皮质和外髓部不易通透，内髓部易通透	水被吸收使小管液中尿素浓度升高。NaCl 和尿素进入内髓组织液，使之渗透压升高。部分尿素进入髓袢升支细段，形成尿素再循环

（二）肾髓质渗透压梯度的维持

在尿生成过程中，需维持肾髓质高渗透梯度，主要依靠直小血管逆流交换作用。直小血管由近髓肾单位的出球小动脉分支形成，深入内髓部，与髓袢平行，呈 U 型，直小血管升支和降支的血流方向相反，形成逆流交换模型。毛细血管对水和小分子的溶质（Na^+、Cl^-和尿素）易通透，血液在降支内向下流动过程中，由于周围组织液呈逐渐递增的高渗状态，使 Na^+、Cl^-和尿素顺浓度差扩散入直小血管，同时水渗出到组织液中。愈深入内髓部，直小血管血液中的 Na^+、Cl^- 和尿素浓度愈高，至直小血管底部达到最高。转向升支后，其中的 Na^+、Cl^- 和尿素浓度比同一水平组织液中高，则 Na^+、Cl^- 和尿素不断向组织液扩散，水又重新渗入直小血管，使重吸收的水能随血流返回体循环，由此产生逆流交换作用。当直小血管升支离开外髓部时，带走的只是过剩的溶质和水，使髓质的高渗透压梯度得以保持（图 8-16）。

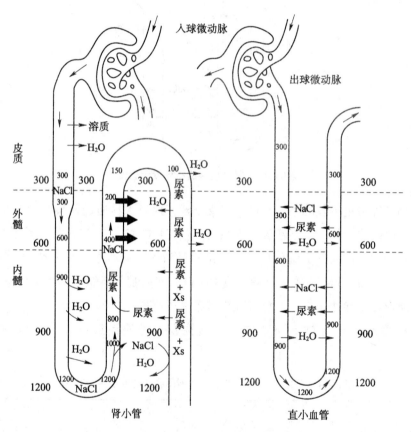

图 8-16　肾髓质渗透压梯度形成和维持示意图

二、尿液浓缩和稀释

尿的浓缩与稀释过程主要在远曲小管和集合管中进行，受抗利尿激素（antidiuretic hormone，ADH）的调节。

（一）尿液浓缩

当机体缺水时血浆晶体渗透压升高，ADH 分泌和释放增多，远端小管和集合管对水的通透性增大，低渗的小管液流经远端小管和集合管，由于管外髓质间液的高渗透压梯度，小管液中的水分被重吸收进入组织间液，然后再吸收入血，管腔中溶质浓度升高，尿液被浓缩，尿量减少，形成浓缩尿。

（二）尿液稀释

当机体水过剩时，血浆晶体渗透压降低，ADH 分泌和释放减少，集合管对水通透性降低，髓袢升支粗段对 Na^+、Cl^- 的主动重吸收和对水不通透所形成的低渗小管液由远曲小管流入集合管时，尽管髓质呈高渗透压状态，但管壁对水通透性低或不通透，使水的重吸收减少，尿量增多，形成稀释尿。下丘脑损伤导致的 ADH 完全缺乏或由于肾小管和集合管缺乏 ADH 受体时，则可出现尿崩症。

由此可见，肾髓质渗透梯度的存在是尿液浓缩的先决条件，而 ADH 分泌的多少则是决定尿液最终是被浓缩还是被稀释的关键因素。

（三）影响尿浓缩及稀释的因素

1. 肾髓质高渗梯度的改变 肾髓质高渗梯度与髓袢升支粗段对 NaCl 的主动重吸收密切相关。临床上使用的呋塞米、依他尼酸等利尿药物，能够抑制髓袢升支粗段对 Na^+、Cl^- 的重吸收，使髓质渗透压梯度降低而产生利尿作用。内髓集合管尿素的转运影响髓质高渗梯度的建立，进而影响尿的浓缩。当蛋白摄入不足时，尿素产生减少，肾脏浓缩尿液能力减弱。

拓展阅读

老年人营养不良导致尿量增多

蛋白质摄入过少容易使老年人营养不良。蛋白质摄入减少时，蛋白代谢生成的尿素量也相应减少，尿素再循环是形成肾内髓部高渗的重要原因，尿素生成减少导致内髓部高渗不能维持，肾浓缩尿液能力降低，出现尿量增多的现象。

---

2. 远端小管和集合管的功能状态 远端小管和集合管对水的通透性程度受 ADH 的调节。当 ADH 释放增加时，远曲小管和集合管的上皮细胞对水重吸收增多，则尿液被浓缩。当 ADH 分泌减少时，远曲小管和集合管对水重吸收减少，则尿液被稀释。

3. 直小血管的血流状态 直小血管的血流速度过快或过慢，均可使尿浓缩能力减弱。如果直小血管血流减慢，则髓质组织液中水不能被血流及时带走，肾髓质高渗梯度不能维持；若直小血管的血流过快，使 Na^+、Cl^- 和尿素不能充分交换，溶质被血流带走，引起髓质高渗梯度降低。

第四节 尿生成的调节

尿生成的过程由肾小球的滤过、肾小管和集合管的重吸收与分泌三个环节构成。故机体对尿生成的调节是通过上述三个环节实现的。肾小球滤过作用的调节在前文已述，本节主要论述神经和体液因素对肾小管和集合管的重吸收和分泌的调节。

一、自身调节

（一）小管液中溶质浓度形成的渗透性利尿

肾小管内、外的渗透压梯度是水重吸收的动力，小管液中溶质浓度升高肾小管对水的

扫码"学一学"

重吸收减少，使尿量增多。这种小管液中因某种溶质增多造成渗透压升高，从而引起尿量增多的现象，称为渗透性利尿（osmotic diuresis）。如糖尿病患者肾小球滤过的葡萄糖量可超过近端小管对糖的重吸收限度，造成小管液渗透压升高，水和 Na^+、Cl^- 的重吸收均减少，不仅尿中出现葡萄糖，尿量也增加，糖尿病患者出现的多尿即由渗透性利尿所致。临床上给患者静脉注入的甘醇醇，是可通过肾小球自由滤过但不被肾小管重吸收的物质，也可产生渗透性利尿效应。

（二）球–管平衡

近端小管对水和溶质的重吸收可随肾小球滤过率的变化而改变，即肾小球滤过率增加时，近端小管对水和 Na^+ 的重吸收率也增加；当肾小球滤过率减少时，近端小管对水和 Na^+ 的重吸收也减少，这种现象称为球–管平衡。经测定近端小管中水和 Na^+ 的重吸收率占肾小球滤过率的 65%～70%，称为定比重吸收。形成机制与肾小管周围毛细血管的血浆胶体渗透压变化有关。如肾血流量不变而肾小球滤过率增加，则进入近端小管毛细血管网的血流量就会减少，毛细血管血压下降，血浆胶体渗透压升高，有利于近端小管水和 Na^+ 的重吸收；当肾小球滤过率减少时，近端小管旁毛细血管网的血压和血浆胶体渗透压减小，水和 Na^+ 的重吸收量减少。球–管平衡的生理意义在于尿中排出的水和 Na^+ 不会随肾小球滤过率的增减而出现大幅度的变化，从而保持尿量和尿钠的相对稳定。

二、体液调节

（一）抗利尿激素

ADH 是下丘脑视上核和室旁核神经元胞体合成的激素，经下丘脑垂体束神经纤维的轴浆运输，运送到神经垂体贮存。需要时由神经垂体释放，平时随机少量释放。

ADH 有 V_1 和 V_2 两种受体。V_1 受体分布于血管平滑肌，激活后可引起平滑肌收缩，血管阻力增加，血压升高；V_2 受体主要分布在肾远端小管后段和集合管上皮细胞，当其被激活后，通过兴奋性 G 蛋白（Gs）激活腺苷酸环化酶，使肾小管上皮细胞内 cAMP 增加，进而激活细胞中的蛋白激酶 A，引起膜蛋白的磷酸化，使肾小管上皮细胞内含水通道的蛋白——AQP–2 小泡镶嵌在上皮细胞的管腔膜上，形成水通道，从而增加管腔膜对水的通透性（图 8–16）。小管液的水在渗透浓度梯度的作用下，通过水通道而被重吸收，再经基底侧膜的水通道蛋白（AQP–3 和 AQP–4）进入细胞间隙而被重吸收。ADH 主要是通过调节远曲小管和集合管上皮细胞膜上的水通道调节管腔膜对水的通透性，从而对尿量产生影响。当 ADH 缺乏时，细胞内 cAMP 浓度下降，管腔膜上含水通道的小泡内移，进入上皮细胞胞质，上皮对水的通透性下降或不通透，水的重吸收减少，尿量明显增加。影响 ADH 释放的因素如下。

1. 血浆晶体渗透压　下丘脑视上核和室旁核及其周围区域存在渗透压感受器，这些细胞对血浆晶体渗透压尤其是 NaCl 浓度的改变非常敏感，只要血浆晶体渗透压略有升高或降低（1%～2%），即可引起抗利尿激素分泌和释放发生相应变化。在机体大量出汗、严重呕吐和腹泻等情况下，由于体内水分丧失过多，血浆晶体渗透压升高，引起渗透压感受器兴奋，使视上核和室旁核细胞合成、神经垂体释放的抗利尿激素增加，促进集合管对水的重吸收，使尿液浓缩、尿量减少，有利于血浆晶体渗透压恢复，保存体内水分，维持水的平衡。反之，正常人在短时间内大量饮清水，水吸收后使血液稀释，造成血浆晶体渗透压降低，引起渗透压感受器抑制，抗利尿激素合成与分泌减少，对水的重吸收减少，尿液稀释，尿量增多，从而排出体内过剩的水分。这种由于一次大量饮清水反射性抑制抗利尿激素的合成和释放，使尿量明显增多的现象称为水利尿。正常人一次饮入清水 1000 ml 后，约半小时尿量便开始增加，第 1 小时末达最大值；随后尿量逐渐减少，2~3 小时后尿量恢复至原来水平。如饮同量生理盐水，尿量不会发生明显变化。水利尿是由于大量水的摄入引起血浆晶体渗透压降低，使抗利尿激素合成和释放减少，致尿量增多（图 8–17）。

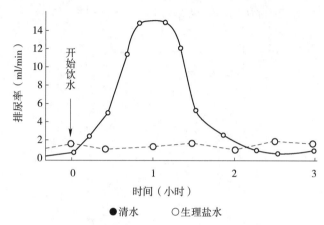

图 8–17 一次饮 1 升清水或等量生理盐水后排尿量的变化比较

2. 循环血量 静脉大量输液使血容量增加时，左心房和大静脉容量感受器受牵张到刺激而兴奋，冲动沿迷走神经传入下丘脑，反射性地抑制 ADH 合成和释放，水的重吸收减少，导致尿量增加，血容量减少。反之，机体大量失血，左心房和大静脉容量感受器受的牵张的刺激减弱，迷走神经传入冲动减少，ADH 释放增多，水的重吸收增加，尿量减少，有利于血容量恢复。

3. 血浆晶体渗透压 如血浆晶体渗透压增高，同时伴有血容量降低时，两者均可通过上述机制使 ADH 的释放增加，尿量减少。当机体血容量降低时，肾对水的重吸收增多、组织液回流增多使血浆晶体渗透压下降，则血浆中 ADH 增加。正常情况下，血浆晶体渗透压的变化是影响合成和释放抗利尿激素最敏感的因素。

4. 动脉血压 在正常范围时压力感受器传入冲动对 ADH 的释放起抑制作用。动脉血压低于正常水平时，ADH 释放增加。心肺感受器和压力感受器在调节 ADH 释放时，其敏感性比渗透压感受器要低，一般需血容量或动脉血压降低 5%~10% 时，才能刺激 ADH 释放。但血容量或动脉血压降低时，可降低引起 ADH 释放的血浆晶体渗透浓度阈值，即 ADH 释放的调定点下移；反之，当血容量或动脉血压升高时，可使调定点上移。

5. 其他 疼痛、应激刺激、情绪紧张、血管紧张素 II 和低血糖等均可促进 ADH 的释放，使尿量减少；某些药物，如尼古丁（nicotine）和吗啡（morphine），也可刺激 ADH 分泌；乙醇可抑制 ADH 分泌，故饮酒后尿量可增加。

（二）醛固酮

醛固酮（aldosterone）是肾上腺皮质球状带细胞分泌的盐皮质激素。主要作用于远端小管曲和集合管，促进 Na^+、水的重吸收和 K^+ 的分泌，因此醛固酮有保钠、保水和排钾的作用。此外，醛固酮还具有加强远端小管分泌 H^+，同时重吸收 Na^+ 和 HCO_3^- 的作用。因此，醛固酮对维持体内 Na^+ 含量、稳定细胞外液和循环血量有十分重要的作用。

醛固酮进入远端小管和集合管的上皮细胞后，与胞质受体结合，形成激素 – 受体复合物，复合物通过核膜，与核中的 DNA 特异性结合位点相互作用，然后促进特异性 mRNA 的合成，最后由内质网合成多种醛固酮诱导蛋白而发挥生理作用：①诱使膜上的 Na^+ 通道数量增加，增强管腔膜对 Na^+ 通透性，促进 Na^+ 重吸收；②使 ATP 产生增加，为远曲小管和集合管上皮细胞膜上的 Na^+ 泵活动提供更多的能量；③促进细胞内 Na^+ 泵出细胞外液，细胞外 K^+ 泵入细胞内，提高细胞内 K^+ 浓度，有利于 K^+ 的排泄（图 8 – 18）。

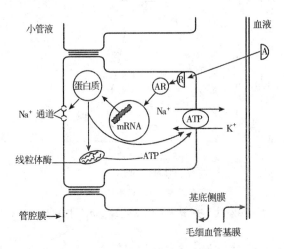

图 8 – 18　醛固酮作用机制示意图

醛固酮的分泌主要受肾素 – 血管紧张素系统和血 K^+、血 Na^+ 浓度的调节。

1. 肾素 – 血管紧张素 – 醛固酮系统（RAAS）　肾素主要由球旁器中的球旁细胞分泌，是一种蛋白水解酶，能催化血浆中的血管紧张素原生成血管紧张素 I（Ang I），Ang I 在转换酶（存在于血液和组织中，尤其肺组织含量高）的作用下降解生成血管紧张素 II（Ang II），Ang II 还可进一步被氨基肽酶水解为血管紧张素 III（Ang III），Ang II 和 Ang III 都可刺激肾上腺皮质球状带合成和分泌醛固酮，但由于 Ang III 在血液中的浓度较低，因此，刺激肾上腺皮质球状带合成和分泌醛固酮的主要是 Ang II 的作用。

2. 血 K^+ 和血 Na^+ 浓度　血 K^+ 浓度升高和（或）血 Na^+ 浓度降低，可直接刺激肾上腺皮质球状带分泌醛固酮保 Na^+ 排 K^+，从而维持了血 K^+ 和血 Na^+ 浓度的平衡；反之，血 K^+ 浓度降低和（或）血 Na^+ 浓度升高，则醛固酮的分泌减少。

3. 心房钠尿肽　是心房肌合成分泌的激素，可抑制集合管对 Na^+、Cl^- 的重吸收，具有明显的利钠、利尿作用，使血容量减少，血压降低。其机制可能是：①使入球小动脉和出球小动脉舒张，增加肾血浆流量和肾小球滤过率；②抑制集合管对 NaCl 的重吸收；③抑制肾素的分泌；④抑制醛固酮的分泌；⑤抑制 ADH 的分泌。

三、神经调节

肾交感神经兴奋可通过以下作用调节尿的生成。

1. 对肾血管的作用　激活肾脏血管平滑肌的 a 受体，引起肾血管收缩，由于入球小动脉收缩作用大于出球小动脉，结果使肾小球毛细血管灌注压下降，肾小球滤过率减少。

2. 对球旁器的作用　通过激活 β 受体，使球旁器中的近球细胞释放肾素，再引起循环血中血管紧张素 Ⅱ 和醛固酮含量增加，增加肾小管对 NaCl 和水的重吸收。

3. 对肾小管的作用　直接支配肾小管，促进肾小管（主要是近端小管）对 NaCl 和水重吸收。

第五节　尿液及排放

扫码"学一学"

尿液在膀胱内贮存并达到一定量时，引起排尿反射，将尿液排于体外。正常成年人的尿量为 1~2 L/d，平均 1.5 L/d。尿中水分为 95%~97%；固体物只占 3%~5%，为有机物和无机盐两大类。有机物主要是尿素，其余为肌酐、马尿酸、尿色素等；无机盐中主要是氯化钠，其余为硫酸盐、磷酸盐和钾、氯等的盐类。

一、尿液的理化特性

（一）尿量

正常成年人的尿量为 1~2 L/d，平均 1.5 L/d。摄入的水多尿量可超过 2.0 L/d；反之，摄入的水少则尿量可少于 1.0 L/d。如每天的尿量长期多于 2.5 L/d，为多尿；每天尿量在 0.1~0.5 L/d，为少尿；每天尿量少于 0.1 L/d，为无尿。多尿、少尿、无尿均属不正常现象，少尿或无尿会使代谢产物在体内堆积，多尿会使机体脱水，使细胞外液量减少。

（二）颜色

一般情况下尿液呈淡黄色，当尿量减少而被浓缩时颜色变深，当尿液增多则颜色可变淡甚至无色。尿液的颜色跟摄入药物也有关，如结核病患者摄入利福平后尿液变成橘红色。

（三）酸碱性

尿液一般呈酸性，PH 值在 5.0~7.0 之间，最大变动范围为 4.5~8.0。正常人尿液的酸碱度随摄入食物的性质而有变化，如蛋白质摄入多，则蛋白质分解产物的硫酸盐、磷酸盐随尿排出，尿呈酸性。如素食摄入多者，则尿呈碱性。

（四）比重

尿的比重与尿量呈反变关系，一般在 1.015~1.025 之间。最大变动范围为 1.001~1.035。尿的渗透压一般高于血浆，大量饮水时也可低于血浆，其最大变动范围为 30~1400 mmol/L。尿比重和尿的渗透压都能反映肾的浓缩稀释功能。但尿比重易受尿中溶质颗粒的大小和相对分子量的影响，而尿渗透压只取决于尿溶质颗粒数目，故尿渗透压变化较尿比重能更好地反映肾的浓缩与稀释功能。

二、尿量与尿液的排放

（一）膀胱与尿道的神经支配

膀胱逼尿肌和尿道内括约肌受交感和副交感神经支配，尿道外括约肌受躯体神经支配（图 8-19）。

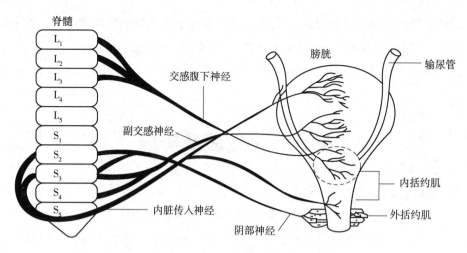

图 8 - 19　膀胱和尿道的神经支配

1. 盆神经　为副交感纤维，由骶髓 2 ~ 4 侧角发出，可使膀胱逼尿肌收缩，当其兴奋时，尿道内括约肌舒张，促进排尿。

2. 腹下神经　为交感纤维，由脊髓胸 12 ~ 腰 2 侧角发出，当其兴奋时，可使膀胱逼尿肌舒张，尿道内括约肌收缩，抑制排尿。

3. 阴部神经　为躯体运动神经，由骶髓 2 ~ 4 前角发出，支配尿道外括约肌。当其兴奋时，传出冲动增多，可使尿道外括约肌收缩，有利于贮尿。该神经受抑制时，则减少或停止传出冲动，使尿道外括约肌舒张，有利于排尿。

（二）排尿反射

排尿是一种复杂的反射活动。当膀胱内尿量充盈达到 0.4 ~ 0.5 L 时，膀胱内压升高，膀胱壁的牵张感受器受到刺激，冲动沿盆神经传入，到达骶髓的排尿反射初级中枢，同时，冲动也上传到脑干和大脑皮层的排尿反射高级中枢，并产生排尿欲。在条件许可时，高位中枢解除对排尿反射初级中枢的抑制，冲动沿盆神经传出，使膀胱逼尿肌收缩，尿道内括约肌舒张，尿液进入后尿道并刺激尿道的感受器，冲动沿阴部神经再次传到脊髓排尿中枢，进一步加强其活动，使尿道外括约肌开放，尿液排出。尿液对尿道的刺激又可进一步反射性地加强排尿中枢的活动，这是一种正反馈，它使排尿反射一再加强，直至尿液排完为止（图 8 - 20）。

小儿大脑发育尚不完善，大脑皮层等排尿反射高级中枢对初级中枢的控制能力较弱，所以小儿排尿次数多，且易发生夜间遗尿现象。

（三）排尿异常

临床上常见的排尿异常有尿频、尿潴留和尿失禁。

1. 尿频　排尿次数过多称为尿频，多因膀胱炎或膀胱结石等机械刺激所致。

2. 尿潴留　膀胱内尿液充盈过多而不能排出称为尿潴留，大多是因腰骶部脊髓损伤，累及初级排尿中枢或神经传导通路所致；尿路受阻也可造成尿潴留。

3. 尿失禁　排尿失去意识控制的现象称为尿失禁，常见于脊髓损伤致初级排尿中枢与大脑皮层失去功能联系的患者。

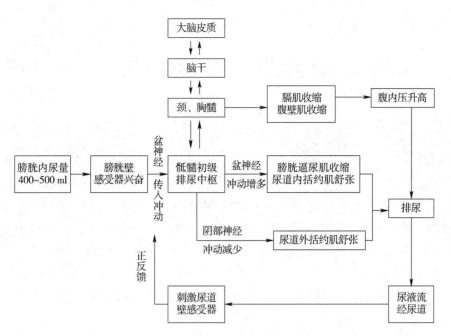

图 8-20　膀胱和尿道的神经支配

本章小结

1. 肾脏是人体最重要的排泄器官。肾脏以分泌尿液的形式向体外排泄体内多余的、有毒或有害物质，从而保持人体内环境的稳态。

2. 肾脏泌尿最基本的结构和功能单位是肾单位。尿液生成的基本过程有：①肾小球滤过肾小管；②肾小管、集合管的重吸收；③肾小管、集合管的分泌排泄。

3. 肾小球滤过的结构基础是滤过膜，动力是有效滤过压。

4. 肾小管重吸收的部位主要是近曲小管，其中小管液中的葡萄糖和氨基酸全部被重吸收。

5. 调节尿液生成最主要的激素是抗利尿激素。

？思考题

1. 尿生成的基本过程是什么？

2. 肾小球滤过的结构基础、影响因素是什么？

3. 抗利尿激素的作用及作用机制是什么？

4. 大量饮清水后，尿量会发生什么变化？为什么？

（赵艳芝）

扫码"练一练"

第九章　神经系统

扫码"学一学"

第一节　神经系统的区分和组成

一、神经系统的区分

神经系统是人体内起主导作用的调节控制系统，可直接或间接的调节各器官、组织和细胞的活动，使之成为统一的整体；还可以通过各种感受器，接受体内外的各种信息，加以分析、整合、调节和控制，使机体更好地适应内外环境的变化，从而维持生命活动的正常进行。人类的神经系统还具有高级功能，如思维、学习、记忆、语言和文字等。在神经系统的功能调节下，人类不但能够被动地适应环境，更重要的是能够主动地认识环境、改造环境，实现自身的生存和发展的目的。

神经系统按其所在位置，可分为中枢神经系统和周围神经系统。中枢神经系统包括脑和脊髓，分别位于颅腔和椎管内。周围神经系统包括与脑相连的脑神经（12 对）和与脊髓相连的脊神经（31 对）。在周围神经系统中，部分神经纤维分布于躯干和四肢的骨骼肌和皮肤，另一部分神经纤维分布于内脏、心血管和腺体。因此，根据周围神经终末分布的部位，又分为躯体神经和内脏神经。

二、神经系统的组成

构成神经系统的基本组织主要是神经组织，它由神经细胞和神经胶质细胞两类细胞组成。

（一）神经元的一般结构和功能

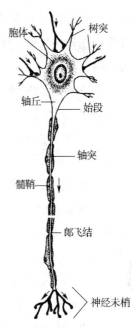

图 9 – 1 神经元结构

神经细胞又称神经元，为一种高度分化的细胞，是神经系统最基本的结构与功能单位。神经元形态与功能尽管多种多样，但基本结构相同，包括胞体和突起两部分（图 9 – 1）。胞体主要位于脑、脊髓、神经节以及某些器官的神经组织中，是神经元的营养和代谢中心。胞体发出轴突的部位为一锥形隆起，称为轴丘。轴突的开始部分称为始段，没有髓鞘包裹，膜的电压门控 Na^+ 通道密度较大，阈电位较胞体膜低。即兴奋性较高，动作电位常常在此产生。突起由胞体发出，分为树突和轴突两种。树突多而短，反复分支，逐渐变细，一个神经元可有一个或多个树突；轴突一般只有一条，长短不一，短则数十微米，长则 1 米，分支较少。轴突末端分支末梢的膨大部分称为突触小体，与另一个神经元或效应器接触而形成突触。

神经元的主要功能是接受刺激，对刺激信号进行分析、整合，将整合的信息传出。一个神经元一般分以下四个功能部位：①胞体和树突通常是接受和整合信息的部位；②轴突始段为产生动作电位的部位；③轴突是传导动作电位的部位；④突触小体是信息从一个神经元传递给另一个神经元或效应细胞的部位。有些神经元除能接受传入信息外，还能分泌激素，将神经信号转变为体液信号。

（二）神经纤维

1. 神经纤维的分类 神经纤维可按传导速度的快慢分为 A、B、C 三类，其中 A 类纤维又分为 α、β、γ、δ 四个亚型；也可按神经纤维的来源与直径的粗细分为Ⅰ、Ⅱ、Ⅲ、Ⅳ四类，Ⅰ类纤维又包括Ⅰa 和Ⅰb 两个亚类。

2. 神经纤维传导兴奋的速度 轴突和感觉神经元的长树突外面包裹有髓鞘或神经膜，形成神经纤维。根据髓鞘的有无，神经纤维可分为有髓神经纤维和无髓神经纤维。主要功能是传导兴奋，即动作电位。神经纤维传导兴奋的速度与神经纤维直径的大小、有无髓鞘、髓鞘的厚度以及温度的高低等因素有关。神经纤维直径越大，传导兴奋的速度越快；有髓神经纤维传导兴奋的速度比无髓神经纤维快；在一定范围内，升高温度可使神经纤维传导兴奋的速度加快，当温度降至 0 ℃以下时，局部可暂时失去感觉。

3. 神经纤维传导兴奋的特征

（1）生理完整性 神经纤维在传导兴奋时，不但其结构要完整，在功能上也要保持完整。神经纤维的完整性一旦被破坏，神经冲动就不能完成传导功能。如果神经纤维被切断、损伤、麻醉或冷冻，破坏其结构和功能的完整性，神经冲动的传导会发生阻滞。

（2）绝缘性 一根神经干内往往含有许多神经纤维，但多条纤维同时传导兴奋时基本上互不干扰，称为绝缘性。主要原因可能是细胞外液对电流的起短路作用，使局部电流在一条神经纤维上构成回路。许多条神经纤维同时传导冲动时只沿其本身传导，不会扩展到相邻的纤维，这种特性使神经调节更具精确性。

（3）**双向性**　刺激神经纤维的任何一点，兴奋可沿神经纤维同时向两侧传导，称为双向性。

（4）**相对不疲劳性**　实验发现，神经纤维在体外连续电刺激数小时至十几小时，神经纤维仍能较持久地产生和传导兴奋，不易发生疲劳现象。与突触传递相比，神经纤维在兴奋传导上具有相对不疲劳性。

4. 神经纤维的轴浆运输　神经元胞体与轴突是一个整体，神经元功能正常有赖于胞体与轴突之间借助轴浆流动不断进行物质运输和交换。神经元轴突内的胞质称为轴浆。轴浆在胞体和轴突之间流动的现象称为轴浆运输。轴浆运输是双向的，轴浆从胞体向轴突末梢方向的运输，称为顺向运输；从轴突末梢向胞体方向的运输，称为逆向运输。临床上，破伤风毒素、狂犬病病毒可能是通过逆向轴浆运输机制侵入中枢神经系统而发病的。

5. 神经的营养性作用　神经对所支配的组织除发挥调节作用外，神经末梢还经常释放一些营养性因子，这些营养性因子能持续调节所支配组织的代谢活动，使其组织结构和生理功能发生改变，神经的这种作用称为营养性作用。营养性因子一般由神经元的胞体合成，借助于轴浆运输流向末梢，释放到所支配的组织中，影响组织的代谢活动。

虽然神经的营养性作用在正常情况下不易被觉察，但在切断神经后便能明显地表现出来。例如，切断后的运动神经，所支配的肌肉由于失去神经的营养性作用，其内糖原合成减慢，蛋白质分解加速，肌肉逐渐萎缩。同样，被神经支配的组织也可产生神经营养因子，对神经元的生长、发育和正常生理功能活动具有促进作用。

（三）神经胶质细胞

神经系统中除神经元外，还有大量的神经胶质细胞。神经胶质细胞为神经元的 10～50 倍，约占脑重量的一半。神经胶质细胞广泛分布于中枢神经系统和周围神经系统内。中枢神经系统内的胶质细胞有星形胶质细胞、少突胶质细、小胶质细胞与室管膜细胞等；周围神经系统的胶质细胞有包绕轴索形成髓鞘的施万细胞和脊神经节的卫星细胞。神经胶质细胞具有突起，但无树突和轴突之分，与邻近细胞不形成突触样结构。神经胶质细胞对神经系统结构的稳定性和对神经元的营养、修复和再生等有重要作用。

第二节　反射活动的一般规律

一、突触

神经元之间信息传递的基本方式有化学性传递和电传递两类。化学性传递又包括突触性化学传递和非突触性化学传递两种。其中突触性化学传递方式是神经系统内最重要、最基本的联系方式。

（一）突触的概念及基市结构

神经元与神经元之间相互接触，并传递信息的部位，称为突触。典型的突触结构由突触前膜、突触间隙和突触后膜三部分组成（图 9－2）。突触前膜为突触前神经元的轴突末

扫码"学一学"

梢膜，即突触小体膜，厚约 7 nm；与突触前膜相对的另一个神经元胞体膜或突起膜称为突触后膜，厚约 7 nm；两膜之间的间隙称为突触间隙，约 20 nm。

通常在突触小体的轴浆内含有较多的线粒体和大量聚集的囊泡，即突触小泡，突触小泡的直径为 20~80 nm，它们含有特殊的化学物质即神经递质。不同突触内所含突触小泡的大小、形状及递质种类也不相同，构成了人体内极为复杂的突触传递。在突触后膜上存在与神经递质相结合的受体或化学门控通道。一个神经元可以通过轴突末梢的分支与许多神经元相联系；也可以接受许多其他神经元的信息。

（二）突触的类型

突触按神经元相互接触部位的不同，分为三类（图 9-3）：①轴突与细胞体相接触，简称轴-体突触；②轴突与树突相接触，简称轴-树突触；③轴突与轴突相接触，简称轴-轴突触。也可按其传递产生的效应不同，将突触分为兴奋性突触和抑制性突触。

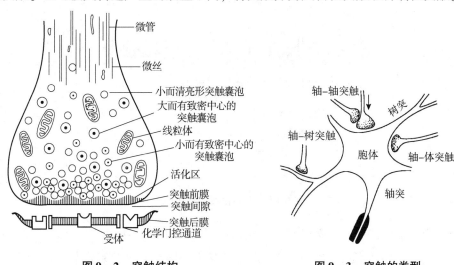

图 9-2　突触结构　　　　图 9-3　突触的类型

（三）突触传递的过程

经典的突触传递基本过程如下：当突触前神经元兴奋时，动作电位沿轴突扩步到突触小体处，使突触前膜发生去极化过程，导致 Ca^{2+} 通道开放，细胞外液中的 Ca^{2+} 进入突触前膜与轴浆中钙调蛋白结合，促进突触小泡发生位移，向前膜移动，与突触前膜接触并发生融合和胞裂，将神经递质释放到突触间隙。神经递质通过突触间隙扩散与突触后膜上的特异性受体结合，引起突触后膜上某些离子通道的开放，最终导致突触后膜发生去极化或超极化的电位变化，即产生突触后电位，实现了将突触前神经元的信息传递到突触后神经元。突触后电位主要有兴奋性突触后电位和抑制性突触后电位两种类型。

1. 兴奋性突触后电位　当神经冲动到达突触前膜时，引起突触前膜兴奋性递质的释放，与突触后膜上相应的受体结合，使后膜对 Na^+、K^+ 的通透性增大而促使 Na^+ 内流，这时突触后膜发生去极化过程，产生的去极化电位称为兴奋性突触后电位（EPSP）（图 9-4）。EPSP 是一种局部电位，有总和效应，当达到阈电位水平时，会在轴突始段产生动作电位，即突触后神经元兴奋。

2. 抑制性突触后电位　当神经冲动到达突触前膜时，引起突触前膜释放抑制性递质，与突触后膜上相应的受体结合，使后膜对 Cl^- 的通透性增大，促进 Cl^- 内流，导致后膜发生超极化，称为抑制性突触后电位（IPSP）（图9-5）。IPSP 也是一种局部电位，也有总和效应，使突触后膜的兴奋性降低，突触后神经元表现为抑制。

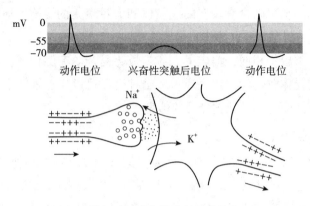

图9-4 兴奋性突触后电位

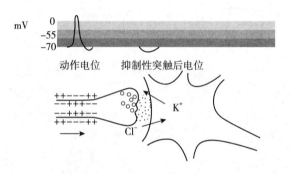

图9-5 抑制性突触后电位

由于一个突触后神经元通常能与多个突触前神经末梢形成突触，因而产生的突触后电位可能有 EPSP，也可能有 IPSP。该神经元是兴奋还是抑制，以及兴奋与抑制的程度如何，都取决于神经元上兴奋性与抑制性突触后电位总和的结果。如果总和后使突触后膜去极化达到阈电位水平，突触后神经元就表现为兴奋；如果总和后使突触后膜发生超极化，突触后神经元则表现为抑制。

从上可见，突触传递是一个"电－化学－电"的传递过程，即突触前神经元的生物电变化通过轴突末梢化学递质的释放与作用，最终引起突触后神经元发生生物电变化的过程。

二、神经递质与受体

（一）神经递质

神经元之间或神经元与效应器之间传递信息的特殊化学物质，称为神经递质。目前已知的神经递质有100多种，根据其释放部位的不同，分为外周神经递质和中枢神经递质两大类。

1. 外周神经递质 由传出神经元末梢释放的神经递质，称为外周神经递质，主要有乙酰胆碱和去甲肾上腺素（图9-6）。

（1）乙酰胆碱 凡末梢能释放乙酰胆碱的神经纤维，称为胆碱能纤维。主要包括所有交感神经和副交感神经的节前纤维、大部分副交感神经的节后纤维、少部分交感神经节后纤维（支配汗腺的交感神经节后纤维和支配骨骼肌血管的交感舒血管纤维）、躯体运动神经纤维等。

（2）去甲肾上腺素 凡末梢能释放去甲肾上腺素的神经纤维，称为肾上腺素能纤维。人体内大部分交感神经节后纤维释放去甲肾上腺素，属于肾上腺素能纤维。

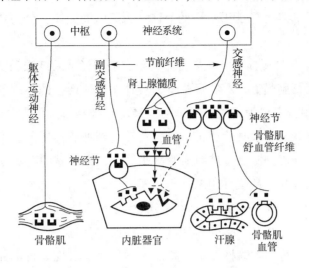

■代表乙酰胆碱 ▼代表去甲肾上腺素

图 9 - 6 外周神经纤维的分类及释放的递质示意图

除上述两类主要的外周神经递质外，还发现有嘌呤类和肽类递质，它们主要存在于胃肠道。这类神经元的胞体位于胃肠壁内神经丛中，接受副交感神经节前纤维支配，其神经纤维末梢释放的递质是嘌呤类和肽类化合物，可引起胃肠平滑肌电位变化和活动改变。

2. 中枢神经递质 在中枢神经系统内参与突触传递的神经递质，称为中枢神经递质。中枢神经递质多而复杂，主要有乙酰胆碱、单胺类、氨基酸类及肽类等。

（1）乙酰胆碱 在中枢分布最为广泛，主要分布在脊髓前角运动神经元，脑干网状结构上行激动系统、纹状体和边缘系统的杏仁核、海马等部位。它几乎参与了中枢神经系统的所有功能，包括学习和记忆、觉醒和睡眠、感觉与运动、内脏活动以及情绪活动等，是中枢神经系统中十分重要的神经递质。

（2）单胺类 包括去甲肾上腺素（NE）、肾上腺素（E）、多巴胺（DA）、5 - 羟色胺（5 - HT）和组胺等。NE 主要存在于低位脑干，E 主要分布在延髓，DA 主要分布在黑质 - 纹状体、中脑 - 边缘系统和结节 - 漏斗三个部分，5 - HT 主要位于低位脑干的中缝核内。

（3）氨基酸类 有兴奋性氨基酸和抑制性氨基酸两类。兴奋性氨基酸主要有谷氨酸和门冬氨酸，其中谷氨酸是脑和脊髓内最主要的兴奋性递质。抑制性氨基酸主要有氨酪酸和甘氨酸，其中氨酪酸是脑内最主要的抑制性递质。

（4）肽类 神经元释放的具有神经活性的神经肽类化学物质，称为神经肽。神经肽种类很多，分布于神经系统起递质或调质作用的肽类物质，包括速激肽、阿片肽、脑肠肽和下丘脑调节肽等。阿片肽包括脑啡肽、β - 内啡肽和强啡肽等；脑肠肽是指在胃肠道和脑内双重分布的肽类物质，有胃泌素、缩胆囊素、血管活性肠肽等。

（二）受体

受体是指存在于突触后膜、效应器细胞或细胞质内，能与一些化学物质如神经递质、激素等相结合的特殊结构。一些特殊的化学物质必须与受体特异性结合后，才能诱发生物学效应。凡是与受体发生特异性结合，并产生生物学效应的化学物质，称为受体激动剂；

只与受体发生特异性结合而不能产生生物学效应的化学物质，称为受体阻断剂，两者通称为配体。

1. 胆碱能受体 能与乙酰胆碱结合的受体称为胆碱能受体，分为毒蕈碱受体和烟碱受体两大类。

（1）毒蕈碱受体（M受体） 主要分布于副交感神经节后纤维和交感神经胆碱能节后纤维所支配的效应器细胞膜上。乙酰胆碱和M受体结合所产生的生理效应，称为毒蕈碱样作用，简称M样作用，表现为自主神经节后胆碱能纤维兴奋。如支气管和胃肠道平滑肌、瞳孔括约肌、膀胱逼尿肌等表现为收缩；心脏活动受到抑制；胃肠、胆管、膀胱括约肌表现为舒张；消化腺、汗腺分泌；骨骼肌血管舒张等。含毒蝇碱的毒蘑菇中毒时，会出现毒蕈碱样症状，可用阿托品（M受体阻断剂）阻断。

（2）烟碱受体（N受体） 烟碱受体又分为两种亚型，即N_1受体和N_2受体。N_1受体分布于自主神经节突触后膜上，N_2受体分布于骨骼肌的运动终板膜上。乙酰胆碱与N受体结合产生的生理效应，称为烟碱样作用，简称N样作用，表现为自主神经节后纤维以及骨骼肌的兴奋。筒箭毒碱是N受体阻断剂，能使肌肉松弛，如临床上作为肌松剂，多用于腹部外科手术，以获得肌肉的弛缓。

2. 肾上腺素能受体 能与儿茶酚胺类神经递质（包括肾上腺素、去甲肾上腺素、多巴胺）结合的受体，称为肾上腺素能受体，分为α肾上腺素能受体（简称α受体）和β肾上腺素能受体（简称β受体）两类。

（1）α受体 肾上腺素和去甲肾上腺素与α受体结合后对平滑肌主要产生兴奋性效应，如血管收缩、子宫收缩、虹膜辐射状肌收缩、瞳孔散大等；但对小肠、腺体则为抑制性效应，使小肠平滑肌舒张、腺体分泌减少。酚妥拉明是α受体阻断剂。

（2）β受体 可分为β_1和β_2受体两种亚型。β_1受体分布于心脏组织中，如窦房结、房室传导系统、心肌等，具有兴奋效应，能使心率加快、传导加快、心缩力增强，促进脂肪的分解代谢。β_2受体分布于支气管、胃、肠、子宫及许多血管平滑肌细胞上，具有抑制效应，表现为使这些平滑肌舒张。普萘洛尔（心得安）是β受体阻断剂。

（三）神经递质的代谢

神经递质的代谢包括递质的合成、储存、释放、消除、再摄取以及再合成等过程。某些毒物、药物或疾病影响递质的代谢，导致递质代谢过程中出现障碍，可产生神经冲动传导功能紊乱的现象。

三、中枢兴奋传递特征

（一）中枢神经元的联系方式

中枢神经系统存在着数以亿计的神经元，神经元之间的联系方式复杂多样，主要有辐散式、聚合式、链锁式和环式等（图9-7）。

1. 辐散式 是指一个神经元的轴突通过分支与许多神经元建立突触联系方式，它能使一个神经元的兴奋引起许多神经元同时兴奋或抑制，在感觉传导途径上多见。

2. 聚合式 是指同一神经元的细胞体与树突可接受许多不同轴突来源的突触联系，这种联系使来自许多不同作用神经元的兴奋和抑制在同一神经元上发生整合，导致后者兴奋或抑制。这种方式在运动传出途径上多见。

3. 链锁式和环式 在中间神经元之间，由于辐散式与聚合式联系同时存在而形成了链锁式联系或环式联系。神经冲动通过链锁式联系，在空间上可扩大作用范围；通过环式联系，可使兴奋因负反馈而使活动及时终止，或因正反馈而使兴奋增强和延续。

（二）中枢兴奋传递的特征

兴奋在反射弧中枢部分传播时，往往需要通过一次以上的突触接替，由于突触结构和神经递质参与等因素的影响，中枢兴奋传递有以下几个特征。

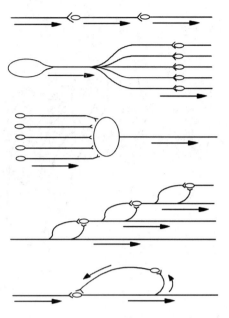

图 9 - 7 中枢神经元的联系方式

1. 单向传递 由于突触结构的缘故，兴奋通过突触传递只能从突触前神经元传向突触后神经元。

2. 突触延搁 兴奋通过突触传递时往往较慢，耗时较长，这一现象称为突触延搁或中枢延搁。这是因为兴奋通过突触传递时，需经历突触前膜递质的释放、递质在突触间隙内扩散以及递质对突触后膜的作用等多个环节。据测定，兴奋通过一个突触需时 0.3 ~ 0.5 ms，所以在反射活动中，通过的突触越多，中枢延搁时间越长。

3. 总和 突触后电位有局部电位的特征，因此可以总和。如果在同一纤维上有连续多个神经冲动相继传入，或者许多传入纤维的神经冲动同时传至同一神经元，则每个冲动产生的 EPSP 或 IPSP 就会叠加起来，产生总和。EPSP 总和达到阈电位水平，可使突触后神经元触发动作电位；而 IPSP 的总和可使突触后神经元抑制。

4. 兴奋节律的改变 突触后神经元的兴奋节律与突触前神经元发放冲动的频率往往不同，这是由于突触后电位具有总和的特征，而且突触后神经元的活动与本身的功能状态有关。此外，反射中枢常经过多个中间神经元接替，因此，突触后神经元的冲动频率取决于各种因素的综合效应。

5. 后发放 在反射活动中，当传入刺激停止后，传出神经仍继续发放冲动，使反射活动持续一段时间，这种现象称为后发放。

6. 对内环境变化的敏感性和易疲劳性 内环境中理化因素的改变，如缺 O_2、CO_2 过多、麻醉剂以及某些药物等均可影响突触传递。此外，突触也是反射弧中最易发生疲劳的环节，其主要原因可能与递质的耗竭有关。

四、中枢抑制

在任何反射活动中，中枢内既有兴奋活动又有抑制活动，二者共同作用使反射活动能够协调进行。例如吞咽时呼吸停止，屈肌反射时伸肌活动受抑制。兴奋与抑制都是通过突触传递来实现的。根据中枢抑制产生的部位与机制的不同，分为突触后抑制和突触前抑制两类。

1. 突触后抑制 是由抑制性中间神经元活动引起的。抑制性中间神经元能够释放抑制性递质，在突触后膜上产生抑制性突触后电位，导致与其发生突触联系的神经元发生抑制。突触后抑制又分为回返性抑制和传入侧支性抑制两种（图 9 - 8）。

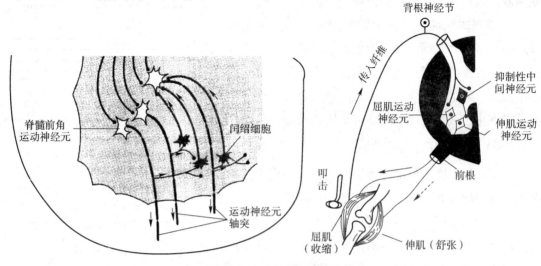

图 9-8　突触后抑制类型

（1）回返性抑制　是指某一中枢的神经元产生兴奋时，冲动沿轴突外传，经轴突侧支去兴奋另一抑制性中间神经元，该抑制性神经元兴奋后，释放出抑制性递质，抑制了原来产生兴奋的神经元及同一中枢的其他神经元。脊髓前角的运动神经元与闰绍细胞之间的联系就是这种抑制的典型。前角运动神经元发出轴突支配外周的骨骼肌，同时也在脊髓内发出侧支兴奋闰绍细胞，而闰绍细胞是抑制性神经元，其活动经轴突回返，再抑制原来产生兴奋的神经元和其他神经元。这种抑制是一种负反馈控制形式，它能使神经元的活动及时终止，同时也可以促使同一中枢内许多神经元之间的活动能步调一致。

（2）传入侧支性抑制　是指在一个感觉传入纤维进入脊髓后，不但可以直接兴奋某一中枢的神经元，还可以发出其侧支，兴奋另一抑制性的中间神经元，再通过抑制性的神经元的活动转而抑制另一中枢的神经元。例如，伸肌的肌梭传入纤维进入中枢后，兴奋伸肌的 α 运动神经元，同时发出侧支兴奋一个抑制性神经元，转而抑制屈肌的 α 运动神经元，出现伸肌收缩而屈肌舒张，它能使不同中枢之间的活动相互协调统一。

2. 突触前抑制　是指通过突触前轴突末梢兴奋而抑制另一个突触前膜的递质释放，从而使突触后神经元呈现出抑制性效应的现象。突触前膜被兴奋性递质去极化，使膜电位绝对值减少，当其发生兴奋时动作电位的幅度减少，释放的递质减少，导致突触后兴奋性突触后电位减少，表现为抑制。由于这种抑制是通过改变突触前膜的活动而实现的，因此称为突触前抑制（图 9-9）。

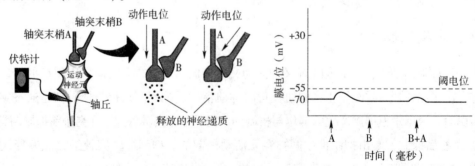

图 9-9　突触前抑制示意图

扫码"学一学"

第三节　神经系统的功能

一、人体的特殊感觉器官

感受器是指机体专门感受内、外环境各种不同刺激的结构。为更好地完成感觉功能，有些感受器还需有一些附属结构，感受器连同附属结构构成了各种复杂感觉器官。人体最重要的感觉器官有眼（视觉器官）、耳（位听器官）等。

（一）眼的功能

在人脑所获得的外界信息中，有90%以上来自于视觉。人眼的适宜刺激是波长380～760 nm的电磁波。眼与视觉功能有关的结构包括折光系统和感光系统，其作用分别是折光成像和感光换能。

1. 眼的折光功能

（1）眼的折光系统与成像　眼的折光系统包括角膜、房水、晶状体和玻璃体。光线进入眼后要经过多次折射，由于晶状体的折光率较大，而且其曲度的大小可以调节，因此在成像过程中起着重要作用。

（2）眼的调节　当眼看远处物体（6米以外）时，物体发出的光线近乎平行，就能成像在视网膜上。当眼看近处物（6米以内）时，物体发出的光线为辐散的，经眼折射后，成像在视网膜之后，因此物像是模糊的。但正常眼在视近物时也十分清晰，是由于眼在近物时进行调节。眼的调节主要有：①晶状体调节。当模糊的视觉形象出现在视觉中枢时，反射性引起动眼神经中副交感神经纤维兴奋，使睫状肌收缩，睫状体向前内方移动，睫状小带松弛，晶状体靠自身弹性回位变凸，折光力增强，使物像前移到视网膜上，形成清晰物像。老年人由于晶状体弹性减弱，使眼的调节能力减弱而出现视近物时视物不清的现象，称老视，俗称老花眼。②瞳孔的调节。生理状态下，引起瞳孔调节的情况有两种。一是看近物时，可反射性地引起瞳孔缩小，称为瞳孔近反射，它可使视网膜成像更为清晰。二是当眼受到强光照射时，可反射性地引起瞳孔缩小，称为瞳孔对光反射，它可使视网膜不致因光线过强而受到损害，或因光线过弱而影响视觉效果。③双眼球会聚。当双眼凝视前方移近的物体时，两眼球同时向鼻侧聚拢的现象，称为双眼球会聚。其意义在于看近物时可使物像落在两眼视网膜的对称点上，避免产生复视。

（3）眼的折光异常　由于眼的折光能力异常或眼球的形态异常使平行光线不能聚焦在视网膜上，称折光异常（图9-10）。主要有：①近视。由于眼球的前后径过长或折光系统的折光力过强，使来自远处物体的平行光线聚焦在视网膜之前，以致视物模糊。矫正的办法是佩戴适合的凹透镜。②远视。由于眼球前后径过短或折光系统的折光力过弱，使来自远处物体的平行光线聚焦在视网膜之后，引起视物模糊。矫正的办法是佩戴适合的凸透镜。③散光。由于眼球的折光面（通常是角膜表面）不呈正球面，平行光线进入眼后，不能在视网膜上形成焦点，因而造成视物不清或物像变形。矫正的办法是佩戴适合的圆柱形透镜。

2. 眼的感光功能　光线只有被感光细胞所感受，并转变成传入神经纤维上的动作电位，经视觉传入通路传到大脑皮质视觉中枢，经中枢分析处理后才能形成主观意识上的视觉。

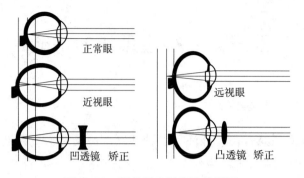

图 9 - 10　眼的折光异常及其矫正

（1）眼的感光系统　包括视锥系统和视杆系统。

1）视锥系统　由视锥细胞和与其相联系的双极细胞以及神经节细胞等组成，也称为昼光觉或明视觉系统。视锥系统的特点是光敏性较差，只能感受强光，但有分辨颜色能力，对物体表面细微结构有较高的分辨能力。

2）视杆系统　由视杆细胞和与其相联系的双极细胞以及神经节细胞等组成，也称为晚光觉或暗视觉系统。视杆系统的特点是光敏性较高，能感受弱光刺激而引起暗视觉，但无分辨颜色能力，对物体表面细微结构分辨能力较差。

（2）视网膜的光化学反应　视网膜感光细胞的作用是感光换能。感光细胞受到光刺激时，发生光化学反应，把光能转换成生物电信号。主要有：①视杆细胞的光化学反应。视杆细胞内的感光色素是视紫红质，是一种由视蛋白与视黄醛组成的结合蛋白质。在暗处，视蛋白与视黄醛结合成视紫红质，能感受弱光；当光照时，视紫红质迅速分解为视蛋白与视黄醛，使视杆细胞失去感光能力，此时人的视觉依靠视锥系统来完成。其中视黄醛由维生素 A 在酶的作用下氧化而成，如果维生素 A 摄入不足，使视紫红质合成减少，可导致视杆细胞功能障碍，而影响暗视觉，引起夜盲症。②视锥细胞的光化学反应。视网膜上有 3 种不同的视锥细胞，分别含有对红、绿、蓝 3 种颜色敏感的感光色素，分别感受红、绿、蓝 3 种基本色。"三原色学说"认为不同的色觉是这 3 种视锥细胞接受刺激后，发生不同程度的兴奋，按不同比例关系传至视觉中枢，产生各种颜色的视觉。若对全部颜色或某些颜色缺乏分辨能力，称为色盲。若对某些颜色的分辨能力较差，称为色弱。

（二）耳的功能

耳是听觉和位觉的感觉器官。由外耳、中耳构成的传音器和内耳的感音器、平衡器所组成。

1. 耳的结构与功能　耳分为外耳、中耳和内耳 3 部分。外耳和中耳是收集和传导声波的装置；内耳是听觉感受器（听器）和位觉感受器（平衡器）的所在部位。

（1）外耳　包括耳郭、外耳道和鼓膜 3 部分。耳郭位于头部两侧，由弹性软骨和结缔组织构成，外覆皮肤，皮下组织很少，有收集声波的作用。外耳道为长 2.0～2.5 cm 的弯曲管道，是声波传导的通道。鼓膜位于外耳道与鼓室之间，能随声波同步振动，将声波不失真地传向中耳。

（2）中耳　包括鼓室、咽鼓管、乳突小房等结构。鼓室位于外耳道和内耳之间，内有 3 块听小骨，以关节和韧带连接，构成听骨链，将声波的振动从鼓膜传递到前庭窗。咽鼓管是连通鼻咽部与鼓室之间的管道，其作用是调节鼓室内的气压，使其与外界大气压保持平衡，维持鼓膜的正常位置和振动性能。乳突小房为位于颞骨乳突内的许多含气小腔，与鼓室的黏膜相续。

（3）内耳　位于颞骨岩部的骨质内，由一系列复杂的管道组成，故又称迷路，为听觉感受器和位觉感受器所在的部位。

迷路分为骨迷路和膜迷路两部分，骨迷路是颞骨岩部的骨性管道，由前内向后外依次为耳蜗、前庭和骨半规管；膜迷路是套在骨迷路内的膜性小管和小囊，由前内向后外依次为球囊、椭圆囊以及膜半规管和蜗管（图9–11）。膜迷路内充满内淋巴，膜迷路和骨迷路之间充满外淋巴，内、外淋巴互不相通。内耳膜迷路的蜗管下壁，在基底膜上有听觉感受器，称螺旋器。螺旋器由毛细胞及支持细胞等组成，毛细胞为声音感受细胞，有丰富的听神经末梢分布。

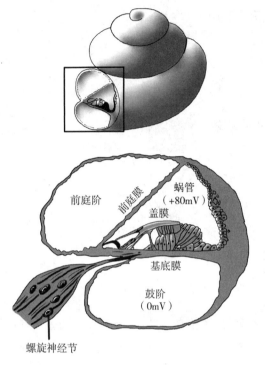

图9–11　耳蜗及蜗管的切面图

2. 声波传入内耳的途径　声波通过气传导与骨传导两条途径传入内耳。

（1）气传导　是指声波经外耳道传到鼓膜，引起鼓膜振动，再通过听骨链经前庭窗传入内耳，引起基底膜上螺旋器振动，使毛细胞受刺激而兴奋，引起听神经纤维发生神经冲动，传到大脑皮质听觉中枢，引起听觉。气传导是正常情况下声音传导的重要途径。

（2）骨传导　是指声波经颅骨直接传入内耳的过程。声波的振动可直接引起颅骨（骨迷路）的震动，再引起蜗管内淋巴的振动，将声波的震动传入内耳。骨传导在正常听觉中的作用甚微。

二、神经系统的感觉功能

当人体内、外环境发生变化时，刺激信号作用于机体的各种感受器或感觉器官，感受器将刺激信号转变为神经冲动传入脊髓，经过传导通路到达皮层下各级中枢，最终到达大脑皮层的特定部位，大脑皮层通过对传入信息进行精确的分析、整合而形成人类的各种感觉。

（一）脊髓的感觉传导功能

来自各种感受器的传入神经冲动，大部分经脊神经后根进入脊髓，通过两条传导通路传至大脑皮层而产生各种感觉。一条为浅感觉传导通路，另一条为深感觉传导通路。浅感觉是指皮肤与黏膜的痛、温、触、压觉，其感受器的位置较浅；深感觉是指肌肉、肌腱、关节等深部结构的本体感觉。躯体感觉一般经过三级神经元传入，第一级神经元位于脊神经节或脑神经节内，第二级神经元位于脊髓后角或脑干的有关神经核内，第三级神经元位于丘脑的感觉接替核内。

（二）丘脑及其感觉投射系统

丘脑是人体重要的感觉接替站，能对传入大脑的感觉信息进行粗略的分析与综合。人体除嗅觉外的各种感觉都要经过更换神经元，再由丘脑发出纤维向大脑皮层投射。根据丘脑各部分向大脑皮层投射特征的不同，感觉投射系统分为特异性投射系统和非特异性投射系统（图 9 – 12）。

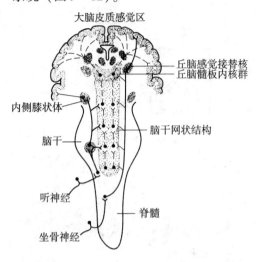

图 9 – 12　感觉投射系统

1. 特异投射系统　丘脑特异感觉接替核及其投射至大脑皮层特定区域的神经通路，称为特异投射系统。各种感觉（嗅觉除外）经脊髓、脑干上升到丘脑感觉接替核换元后，到达大脑皮层的特定感觉区，主要终止于大脑皮层的第四层细胞。每一种感觉的传导投射路径都是专一的，具有点对点的投射特点，其主要功能是引起特定的感觉，并能激发大脑皮层发出神经冲动。

2. 非特异投射系统　丘脑的髓板内核群及其投射到大脑皮层的神经通路，称为非特异投射系统。前面讲述的经典感觉传导纤维在经过脑干时发出许多侧支，与脑干网状结构的神经元发生突触联系，经多次交换神经元后，抵达丘脑的髓板内核群，再由此再发出纤维弥散地投射到大脑皮层的广泛区域。该系统不具有点对点的投射关系，因而不能产生特定的感觉。其纤维进入大脑皮层后反复分支，广泛终止于各层细胞。主要功能是改变大脑皮层兴奋性，维持机体的觉醒状态。

特异性投射系统和非特异投射系统是两类不同的感觉投射系统，但特异性投射系统的功能实现必须依赖非特异性投射系统的功能完整。它们互相配合，使大脑皮层既能处于觉醒状态，又能产生各种特定感觉（表 9 – 1）。

表 9 – 1　特异投射系统与非特异投射系统的比较

项目	特异投射系统	非特异投射系统
传导路径	有专一的传导途径	无专一的传导途径
投射特点	点对点投射	弥散性投射
投射部位	大脑皮层特定感觉区	大脑皮层的广泛区域
主要功能	引起特定感觉，并激发大脑皮质发放传出神经冲动	维持和改变大脑皮质的兴奋状态，保持机体觉醒

（三）大脑皮层的感觉分析功能

大脑皮层是产生感觉的最高级中枢。人类大脑皮层内神经元的数量极多，各种感觉传入冲动最终都到达大脑皮层的代表区，经皮层细胞对传入信息进行分析与整合，最后产生不同的感觉。

1. 体表感觉代表区　中央后回是全身体表感觉的投射区域，称为第一体表感觉区。中央后回的感觉投射规律有：①交叉投射。躯体、四肢的感觉传入冲动向皮层投射具有交叉的性质，即一侧传入冲动向对侧大脑皮层投射，但头面部感觉的投射是双侧性的。②倒置的空间排序。头面部代表区在底部，但头面部内部排列是正立的，上肢代表区在中间部，下肢代表区在顶部（膝部以下的代表区在皮层内侧面）。③投射区域大小与感觉精细程度有关，分辨愈精细的部位在中央后回的代表区也愈大。例如感觉灵敏度高的大拇指、示指和唇的代表区较大，而感觉迟钝的背部代表区则较小（图9－13）。

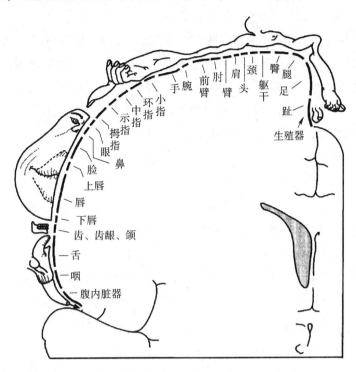

图9－13　中央后回感觉投射规律

人脑中央前回与岛叶之间还有第二感觉区，第二感觉区面积远比第一感觉区小，区内投射为正立和双侧性的空间分布。目前认为第二感觉区与痛觉有较密切的关系，可能接受痛觉传入的投射。

2. 本体感觉代表区　在中央前回。主要接受来自肌肉、肌腱和关节处的感觉信息，可以感知身体在空间的位置、姿势、运动状态以及运动方向。中央前回既是运动区，也是本体感觉的投射区。

3. 内脏感觉代表区　位于第一和第二体表感觉区、运动辅助区以及边缘系统等皮层部位，但投射区小且不集中，这可能是内脏感觉性质模糊、定位不准确的原因。

4. 视觉和听觉代表区　视觉投射区在皮层内侧面的枕叶距状裂上下两缘。左眼颞侧和右眼鼻侧视网膜的传入纤维投射到左侧枕叶皮层；右眼颞侧和左眼鼻侧视网膜的传入纤维投射到右侧枕叶皮层。听觉皮层代表区位于颞横回和颞上回。听觉的投射是双侧性的。一侧皮层代表区接受双侧耳蜗感觉传入投射。

5. 嗅觉和味觉　嗅觉在大脑皮层的投射区随着进化而缩小，味觉投射区在中央后回头面部感觉投射区的下侧。

（四）痛觉

机体受到伤害性刺激时往往产生痛觉，并伴有不愉快的情绪活动和防卫反应，疼痛是许多疾病的一种常见症状，认识疼痛产生的原因和规律，对于疾病的诊断和治疗具有重要意义。

1. 痛觉感受器 是游离神经末梢，广泛存在于皮肤、肌肉、关节和内脏等处。当刺激造成组织细胞损伤时，各种伤害性刺激首先引起组织释放一些致痛性的物质，如 K^+、H^+、组胺、5-羟色胺、缓激肽、前列腺素等，这些化学物质作用于游离神经末梢，使其去极化产生传入冲动进入大脑皮层，引起痛觉。

2. 皮肤痛 当伤害性刺激作用于皮肤时，可先后出现两种不同性质的痛觉，即快痛和慢痛。快痛是当伤害性刺激作用后，在 0.1 秒内就感觉到的一种尖锐而定位清楚的"刺痛"，它在刺激时发生快，撤除刺激后消失也快；慢痛是一种定位不明确的"烧灼痛"，它在刺激后 0.5~1.0 s 才能被感觉到，痛感强烈而难以忍受，撤除刺激后仍可持续几秒钟，并伴有情绪反应和心血管、呼吸等方面的变化。

3. 内脏痛与牵涉痛

（1）内脏痛 与皮肤痛相比较有不同的特征：①发生缓慢、持续、定位不清楚，对刺激的分辨能力差，常伴有明显的情绪反应；②对机械性牵拉、痉挛、缺血、炎症等刺激敏感，而对切割、烧灼等刺激不敏感；③常常伴有牵涉痛。

（2）牵涉痛 内脏疾病往往引起身体的某些体表部位发生疼痛或痛觉过敏，这种现象称为牵涉痛。例如，心肌缺血时，在心前区和左上臂尺侧发生疼痛；胆囊病变时，右肩胛区会出现疼痛；患阑尾炎时，初期可有上腹部或脐区疼痛（表9-2）。了解牵涉痛的部位，对诊断某些内脏疾病有重要意义。

表9-2 常见内脏疾病牵涉痛的部位

患病内脏器官	体表牵涉痛部位
心脏	心前区、左肩、左臂尺侧区
胃脏、胰	左上腹、肩胛间
肝脏、胆囊	右上腹、右肩部
肾脏、输尿管	腰部、腹股沟区
小肠、阑尾	上腹部或脐周围

三、神经系统对躯体运动的调节

人体各种躯体运动都是在骨骼肌活动的基础上进行的，而骨骼肌的收缩与舒张又是在神经系统的控制下实现的。神经系统对各种姿势和随意运动的调节，都是复杂的反射活动，运动越复杂，越需要神经系统高级中枢的参与。

（一）脊髓对躯体运动的调节

脊髓是调节躯体运动的最基本中枢。脊髓前角存在大量的运动神经元，它们一方面接受来自皮肤、肌肉和关节等信息传入；另一方面接受从脑干到大脑皮层各级中枢的下传信息，发出传出冲动到达支配的骨骼肌，从而引发躯体运动。在脊髓前角的神经元有 α 运动神经元和 γ 运动神经元两种，它们的轴突离开脊髓后直达所支配的骨骼肌。其中 α 运动神经元支配梭外肌，使其收缩产生运动；γ 运动神经元则支配骨骼肌的梭内肌纤维，主要调节肌梭对牵张刺激的敏感性。在脊髓水平能完成的躯体运动反射主要有屈肌反射与对侧伸肌反射、牵张反射等。

案例讨论

案例：某患者，23 岁，二岁时患小儿麻痹症后，双下肢瘫痪，并出现肌肉萎缩和畸形，小便失禁，两足轻度内翻，跛行或不能站立，经十几年多方治疗无效。

问题：1. 小儿麻痹症主要损伤的部位在何处？

2. 应用所学知识解释患者为什么会出现上述临床表现？

1. 屈肌反射与对侧伸肌反射　当肢体一侧的皮肤受到伤害性刺激时，受刺激一侧的肢体关节的屈肌收缩而伸肌舒张，肢体表现为屈曲，称为屈肌反射。屈肌反射可使肌体避开伤害性刺激，具有保护性意义，但它不属于姿势反射。若刺激强度加大，在同侧肢体发生屈肌反射的基础上出现对侧肢体伸直的反射活动，称为对侧伸肌反射。对侧伸肌反射具有保持身体平衡，维持姿势的意义。

2. 牵张反射　是指骨骼肌受外力牵拉时，引起受牵拉的同一块肌肉发生收缩的反射活动。牵张反射有肌紧张和腱反射两种类型。

（1）腱反射　是指快速牵拉肌腱时发生的牵张反射，表现为被牵拉肌肉迅速而明显地收缩。例如，快速叩击股四头肌肌腱，可使股四头肌受到牵拉而发生一次快速地收缩，引起膝关节伸直，称膝跳反射。临床上常用的腱反射还有跟腱反射、肱二头肌反射和肱三头肌反射等。腱反射减弱或消退提示反射弧的损害或中断；而腱反射亢进则提示高位中枢有病变。常通过检查腱反射来了解神经系统的功能或病变状态。

（2）肌紧张　是指缓慢持续牵拉肌腱时发生的牵张反射，表现为受牵拉的肌肉发生轻度而持续的收缩。肌紧张是维持躯体姿势最基本的反射活动，一定程度的肌紧张是其他各种复杂运动的基础，若肌紧张过强或过弱，都会使运动的协调性变差。肌紧张是不同运动单位的肌纤维进行交替性而非同步的收缩，因此收缩力量并不大，只是抵抗肌肉被牵拉，而不表现明显的动作，收缩能持久进行而不易发生疲劳。

牵张反射的感受器是肌肉中的肌梭，当肌肉受到牵拉时，冲动经传入神经传入脊髓，使脊髓前角运动神经元兴奋，通过传出神经使该肌收缩。

3. 脊休克　脊髓对躯体运动有重要调节作用，它是在上级中枢的调节下发挥作用的。当人或动物的脊髓与高位中枢突然离断后，断面以下的脊髓突然失去高位中枢的调控，暂时丧失反射活动而进入无反应的状态，称为脊休克。脊休克表现为肌紧张减弱，腱反射消失，外周血管扩张，血压下降，出汗被抑制，尿潴留和粪便潴留等。脊休克是暂时现象，各种脊髓反射活动可逐渐恢复。

（二）脑干对肌紧张的调节

脑干对肌紧张的调节主要是通过网状结构的易化区和抑制区的活动来实现（图 9 – 14）。

1. 脑干网状结构易化区　范围较广，分布于脑干的中央区域，包括延髓网状结构的背外侧部分、脑桥的被盖、中脑的中央灰质及被盖等部位。此外，下丘脑和丘脑中线核群也有对肌紧张的易化作用，加强伸肌的肌紧张。

2. 脑干网状结构抑制区　抑制区较小，主要位于延髓网状结构的腹内侧部分。其作用途径是通过网状脊髓束抑制 γ 运动神经元，使肌梭敏感性降低，从而减弱肌紧张。

正常情况下，肌紧张易化区的活动较强，抑制区的活动较弱，两者在一定水平上保持相对平衡，以维持正常的肌紧张。

3. 去大脑僵直　正常情况下，易化区的活动较强，抑制区的活动较弱，两者在一定水平上保持相对平衡，以维持正常的肌紧张。若在动物中脑上、下丘之间切断脑干，动物会出现四肢伸直、头尾昂起、脊柱挺硬等伸肌紧张增强的现象，称为去大脑僵直（图9－15）。去大脑僵直的发生是因为切断了大脑皮质、基底核等部位与脑干网状结构抑制区的联系，使抑制区活动减弱，而易化区活动相对地占了优势，从而使伸肌紧张加强。

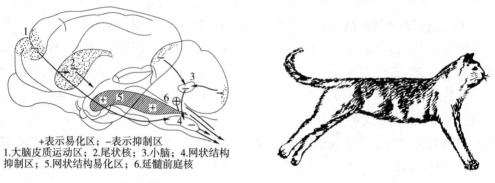

+表示易化区；－表示抑制区
1.大脑皮质运动区；2.尾状核；3.小脑；4.网状结构
抑制区；5.网状结构易化区；6.延髓前庭核

图9－14　网状结构的易化区和抑制区　　**图9－15　去大脑僵直**

（三）小脑对躯体运动的调节

根据联系纤维情况的不同，可将小脑分为前庭小脑、脊髓小脑和皮质小脑三个功能部分。它们对躯体运动的调节作用各有其特点，共同协调完成躯体运动（图9－16）。

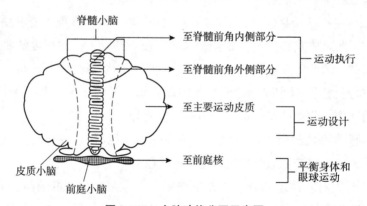

图9－16　小脑功能分区示意图

1. 维持躯体平衡　主要是前庭小脑的功能。前庭小脑主要接受前庭器官传入的有关头部位置改变、直线或旋转加速运动的平衡感觉信息，传出冲动主要影响躯干和四肢近端肌肉的活动，具有控制躯体平衡的作用。小脑损伤者可出现站立不稳、身体倾斜等平衡失调表现。

2. 调节肌紧张　主要是脊髓小脑的功能。小脑具有加强和减弱肌紧张的双重作用。人类在进化过程中，小脑抑制肌紧张的作用逐渐减弱，而易化作用逐渐加强。小脑损伤者常表现为肌紧张减弱、肌无力等表现。

3. 协调随意运动　主要是皮质小脑和脊髓小脑半球中间部的功能。皮质小脑的主要功能是参与随意运动的设计和程序的编制，而脊髓小脑则协助大脑皮质对随意运动进行适时的控制。小脑损伤者可出现动作方向和准确度异常，表现为行走摇晃、步态蹒跚。

（四）基底神经节对躯体运动的调节

1. 基底神经节的组成　基底神经节是皮层下一些核团的总称。主要包括纹状体、丘脑底核和黑质，纹状体又包括尾核、壳核和苍白球，按发生的先后将尾核和壳核称新纹状体；将苍白球称旧纹状体。

2. 基底神经节的功能 具有重要的运动调节功能，参与随意运动的设计和编程，对随意运动的稳定、肌张力的控制、本体感觉传入信息的处理等产生重要作用。基底神经节损害的主要表现有两类：运动过少而肌张力过强，如震颤麻痹；运动过多而肌紧张不全，如舞蹈病。

（五）大脑皮层对躯体运动的调节

大脑皮层是调节躯体运动的最高级中枢。其信息经下行通路最后抵达位于脊髓前角和脑干的运动神经元来调节肌紧张，发动和调节各种随意运动。

1. 大脑皮层的运动区 大脑皮层控制躯体运动的区域称为皮层运动区，主要位于中央前回。该区控制随意运动有以下特征：①交叉支配。对躯体运动的调节为交叉性支配，即一侧皮层支配对侧躯体的肌肉，但在头面部，除下部面肌和舌肌主要受对侧支配外，其余部分均为双侧支配。当一侧内囊受损后除对侧下部面肌及舌肌麻痹外，头面部多数肌肉活动仍然基本正常。②具有精确的功能定位，皮层代表区域的大小与该部位肌肉运动的精细和复杂程度呈正相关。如躯干所占的面积较小，但手和五指及发声部位等所占的面积较大。③运动区定位自上而下的安排是倒置的，头面部肌肉的代表区在底部，但头面部代表区在皮层的安排仍是正立的，下肢肌肉的代表区在皮层的顶端，膝关节以下肌肉的代表区在半球内侧面，上肢肌肉的代表区在中间部（图9－17）。

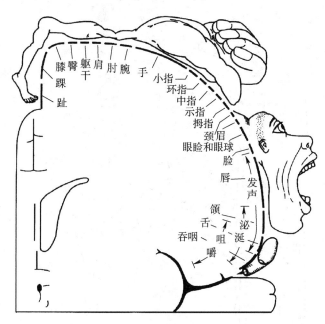

图9－17 大脑皮层运动区示意图

2. 大脑皮层下行通路及其功能 大脑皮质调节躯体运动的功能是通过锥体系和锥体外系的下行传导通路来完成。

（1）锥体系 包括皮层脊髓束和皮层脑干束，主要功能是发动随意运动，完成精细运动。主要通路及其功能如下：①皮层脊髓束。主要由皮质发出，经内囊、脑干下行至脊髓前角运动神经元的传导束。皮质脊髓束中约80%的纤维在延髓椎体跨过中线到达对侧，在脊髓外侧索下行，纵贯脊髓全长，称为皮质脊髓侧束。主要支配四肢远端的肌肉及精细、技巧性的运动。皮层脊髓束其余20%的纤维在脊髓同侧前索下行，称为皮质脊髓前束。大部分纤维逐节经白质前连合和交叉，最终止于对侧的脊髓前角内侧运动神经元。主要支配躯干和四肢近端的肌肉，与姿势的维持和粗大的运动有关。②皮层脑干束。由皮质发出，经内囊到达脑干内各脑神经运动神经元的传导束，称为皮质脑干束。

（2）锥体外系　是指锥体系以外与躯体运动有关的各种下行传导通路。但其组成比较复杂，从大脑皮层到脊髓前角运动神经元经过多次交换神经元，还有反馈回路。其主要功能是调节肌紧张，协调肌群的运动。

临床上当运动传导通路损伤时，可引起人体随意运动的障碍，出现柔软性麻痹（软瘫）和痉挛性麻痹（硬瘫）两种表现。

四、神经系统对内脏的调节

神经系统中调节内脏活动的部分称为内脏神经系统，这些活动一般不受意志支配，故又称自主神经系统。

（一）自主神经系统的结构和功能特征

自主神经系统按其结构和功能的不同，分为交感神经和副交感神经两部分。它们主要分布至内脏、心血管和腺体，并调节这些器官的功能活动（图9-18）。

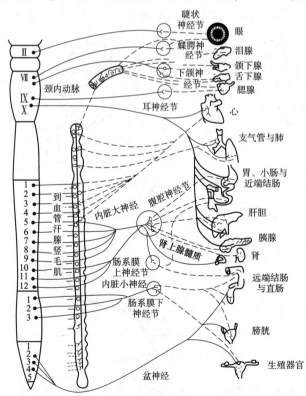

图9-18　自主神经系统分布

1. 自主神经的结构特征

（1）低级中枢　交感神经的低级中枢位于脊髓的胸1～腰3节段灰质侧角内，副交感神经的低级中枢位于脑干的副交感神经核和骶髓的副交感神经核内。

（2）节前纤维和节后纤维　自主神经由低级中枢发出的纤维，需在神经节换元后才到达效应器。从低级中枢到效应器，包括节前神经元和节后神经元。

节前神经元的胞体位于中枢，其轴突组成节前纤维，从中枢发出后与外周神经节内的节后神经元发生突触联系；节后神经元的轴突组成节后纤维，支配相应的效应器。交感神经节离效应器较远，故节前纤维较短，而节后纤维较长；副交感神经节离效应器较近或在效应器内，故节前纤维较长，而节后纤维较短。

（3）分布范围　交感神经分布更广泛，几乎全身所有内脏器官都受其支配；副交感神经分布较局限，有些器官无副交感神经支配，例如，皮肤和肌肉的血管、汗腺、竖毛肌、肾上腺髓质等，只接受交感神经的单一支配。

2. 自主神经系统的功能特征

（1）双重支配　人体大多数器官都接受交感神经和副交感神经的双重支配，交感神经和副交感神经对同一器官的作用往往是相互拮抗的。例如，心交感神经加强心脏活动，而心迷走神经则抑制心脏活动；交感神经抑制胃肠平滑肌收缩，迷走神经则促进胃肠道平滑肌收缩。这种相互拮抗作用既对立又统一，它使受支配的器官功能活动能够适应不同条件下的代谢需要。但对少数器官，交感神经和副交感神经的作用却是协同的，如二者都可促进唾液腺的分泌，不同的是交感神经兴奋可使其分泌少而黏稠的唾液，副交感神经兴奋可使其分泌多而稀薄的唾液。

（2）紧张性　交感神经和副交感神经持续发放低频率的神经冲动，使所支配效应器经常维持一定的活动状态，称为自主神经的紧张性作用。一般认为，自主神经的紧张性来源于中枢的紧张性活动，而中枢的紧张性则由神经反射和体液等多种因素引起。

（3）与效应器所处功能状态有关　自主神经的作用与效应器本身的功能状态有关。例如，刺激交感神经可使动物的未孕子宫运动抑制，而使有孕子宫运动增强；刺激迷走神经可使处于收缩状态的胃幽门舒张，使处于舒张状态的胃幽门收缩。

（4）自主神经的主要功能　自主神经在体内分布和作用广泛，其功能在于调节心肌、平滑肌和腺体的活动。现将其主要功能列表总结如下（表9-3）。

表9-3　自主神经的主要功能

器官	交感神经	副交感神经
循环器官	心率加快、心肌收缩力加强，腹腔内脏、皮肤、唾液腺、外生殖器的血管收缩，骨骼肌血管收缩（肾上腺素受体）或舒张（胆碱受体）	心率减慢、心房收缩减弱，少数器官（如外生殖器）血管舒张
呼吸器官	支气管平滑肌舒张	支气管平滑肌收缩，呼吸道黏膜腺体分泌
消化器官	抑制胃肠运动，促进括约肌收缩，使唾液腺分泌黏稠唾液	促进胃肠运动、胆囊收缩，促进括约肌舒张，唾液腺分泌稀薄唾液，使胃液、胰液、胆汁分泌增加
泌尿生殖器官	逼尿肌舒张、尿道内括约肌收缩，有孕子宫平滑肌收缩、无孕子宫平滑肌舒张	逼尿肌收缩、尿道内括约肌舒张
眼	瞳孔开大肌收缩，瞳孔开大	瞳孔括约肌收缩，瞳孔缩小；睫状肌收缩，泪腺分泌
皮肤	汗腺分泌，竖毛肌收缩	—
内分泌	肾上腺髓质分泌激素，肝糖原分解	胰岛素分泌

交感神经活动比较广泛，当内、外环境发生急骤变化，如在剧烈运动、窒息、失血或

寒冷等情况下，交感神经活动明显增强，同时肾上腺髓质分泌增强。由于机体突然受到强烈的有害刺激，使交感－肾上腺髓质系统活动增强的适应性反应，称为应急反应。这一反应包括心率加速、皮肤及腹腔内脏血管收缩、红细胞增多、贮血库释放血液以增加循环血量，保证重要器官的血液供应；呼吸加快，支气管平滑肌舒张，肺通气量增加；肝糖原分解加速，使血糖升高；肾上腺髓质激素分泌增加等活动。因此，交感神经的意义主要是有利于机体动员潜在力量，提高适应能力，以适应环境的急骤变化。

副交感神经的作用相对比较局限，它在机体安静时活动较强，其意义主要在于促进消化、积蓄能量，加强排泄和生殖功能，使机体尽快休整恢复，保证机体安静时基本生命活动的正常进行。

（二）各级中枢对内脏活动的调节

1. 脊髓　是某些内脏反射活动的初级中枢，一些最基本的内脏反射在脊髓的水平就可以完成。例如排尿反射、排便反射、发汗反射和勃起反射及血管张力反射等活动的调节，但这种反射调节功能是初级的，不能很好地适应正常生理功能，在正常情况下需要在脑的控制下进行。

2. 脑干　许多生命活动（如心血管活动、呼吸运动）的基本反射中枢都位于延髓。因此，延髓有"基本生命中枢"之称。如延髓被压迫或受损，可迅速引起呼吸、心搏等生命活动停止，甚至造成死亡。中脑有瞳孔对光反射的中枢，如果瞳孔对光反射消失，这说明病变已侵及中脑，是生命垂危的标志。脑桥有呼吸调整中枢、角膜反射中枢等。

3. 下丘脑　与边缘前脑及脑干网状结构有紧密的形态和功能联系，共同调节内脏的活动；还通过垂体门脉系统和下丘脑－垂体束调节腺垂体和神经垂体的活动。下丘脑可将内脏活动、内分泌活动和躯体活动联系起来，"全方位"地调节机体的摄食、水平衡、体温、内分泌和情绪反应等许多重要的生理功能，具有广泛、综合和多变的特点。因此，下丘脑是较高级的内脏活动调节中枢。

4. 大脑皮层　大脑皮层的边缘叶以及与其有密切关系的皮质和皮质下结构，总称为边缘系统，是调节内脏活动的重要中枢。刺激边缘系统的不同部位，可引起瞳孔、呼吸、胃肠运动和膀胱收缩等反应。另外，边缘系统还与记忆、食欲、生殖、防御及情绪反应等活动密切相关。

此外，电刺激动物的新皮层，不但能引起躯体运动，还能引起内脏活动，如呼吸运动、血管舒缩、汗腺分泌、直肠和膀胱活动等的改变。

社会心理因素也可以通过情绪反应，经自主神经系统和内分泌系统影响内脏的活动。某些社会心理因素，可以影响交感神经的紧张性活动，导致自主神经功能紊乱，使内脏活动的稳态遭到破坏，甚至导致高血压、冠心病、溃疡病的发生。

本章小结

1. 神经系统由大量的神经元和神经胶质细胞构成，其主要功能主要是神经调节；神经调节的基本方式是反射，包括条件反射和非条件反射。

2. 突触由突触前膜、突触间隙和突触后膜组成。神经元之间传递信息的特殊化学物质，称神经递质；能与一些化学物质结合的特殊结构，称受体。

3. 眼的结构包括折光系统和感光系统，作用为折光成像和感光换能。耳由外耳、中耳和内耳组成。声波通过气传导与骨传导两条途径传入内耳。

4. 牵张反射有肌紧张和腱反射两类。小脑具有维持躯体平衡、调节肌紧张、协调随意运动等功能。

5. 内脏神经系统，也称自主神经，分交感神经和副交感神经。交感神经活动广泛，提高适应能力，以适应环境的急骤变化。副交感神经作用局限，具有促进消化、积蓄能量、加强排泄和生殖功能。

思考题

1. 中枢兴奋传递的特征有哪些？

2. 突触的概念、结构及突触传递过程是怎样的？

3. 自主神经末梢的递质和受体有哪些？

4. 牵张反射的概念和类型有哪些？

5. 小脑的功能有哪些？

6. 皮肤痛与内脏痛的特点有何不同？

7. 为什么维生素 A 缺乏会导致夜盲症，为什么说多食用胡萝卜或动物肝脏对视力有好处？

（张晓丽　续飞）

扫码"练一练"

第十章　内分泌

扫码"学一学"

第一节　概　述

一、内分泌和激素

（一）内分泌

内分泌是指内分泌腺或内分泌细胞将所产生的生物活性物质——激素直接分泌到体液中，并以体液为媒介对靶细胞产生效应的一种分泌形式。内分泌细胞集中的腺体统称内分泌腺，主要包括垂体、甲状腺、甲状旁腺、肾上腺、性腺等。

内分泌细胞或内分泌腺分泌的高效能生物活性物质称为激素。激素以体液为媒介，经体液运输至细胞、组织、器官并发挥作用，接受激素作用的细胞、组织、器官，分别称为靶细胞、靶组织、靶器官。激素传送到靶细胞的方式主要有以下几种：①远距分泌。大多数激素经血液运输至远距离部位而发挥作用，称为远距分泌。②旁分泌。某些激素通过组织液扩散作用于邻近细胞，称为旁分泌。③自分泌。内分泌细胞分泌的激素在局部扩散，又返回作用于该细胞自身而发挥反馈作用，称为自分泌。④神经分泌。某些神经细胞产生的激素沿轴突借轴浆流动运送至末梢，再释放入血液，称为神经分泌。

内分泌系统由内分泌腺和散在分布的分泌细胞组成，它通过分泌各种激素，维持内环境的稳态，并对机体发挥调节作用，如新陈代谢、生长发育、生殖过程等。内分泌系统是机体功能调节系统。

（二）激素

激素的种类很多，根据激素化学性质，可分为下列几类（表 10 - 1）。

表 10 - 1　主要激素及其化学本质

激素	英文缩写	主要来源	化学性质
促甲状腺激素释放激素	TRH	下丘脑	3 肽
促性腺激素释放激素	GnRH	下丘脑	10 肽
生长素释放抑制激素（生长抑制素）	GHRIH（SST）	下丘脑	14 肽
生长素释放激素	GHRH	下丘脑	44 肽
促肾上腺皮质激素释放激素	CRH	下丘脑	41 肽
促黑（素细胞）激素释放因子	MRF	下丘脑	肽类
促黑（素细胞）激素释放抑制因子	MIF	下丘脑	肽类
催乳素释放因子	PRF	下丘脑	肽类
催乳素释放抑制因子	PIF	下丘脑	多巴胺
促甲状腺激素	TSH	腺垂体	糖蛋白
促肾上腺皮质激素	ACTH	腺垂体	39 肽
卵泡刺激素	FSH	腺垂体	糖蛋白
黄体生成素	LH	腺垂体	糖蛋白
促黑（素细胞）激素	MSH	腺垂体	肽类
催乳素	PRL	腺垂体	199 肽
生长素	GH	腺垂体	191 肽
抗利尿激素（血管升压素）	ADH（AVP）	下丘脑	9 肽
催产素	OXT	下丘脑	9 肽
四碘甲腺原氨酸（甲状腺素）	T_4	甲状腺	胺类
三碘甲腺原氨酸	T_3	甲状腺	胺类
甲状旁腺激素	PRH	甲状旁腺	84 肽
胰岛素		胰岛	51 肽
降钙素	CT	甲状腺 C 细胞	32 肽
糖皮质激素（皮质醇等）		肾上腺皮质	类固醇
盐皮质激素（醛固酮等）		肾上腺皮质	类固醇
肾上腺素	E	肾上腺髓质	胺类
去甲肾上腺素	NE	肾上腺髓质	胺类
睾酮	T	睾丸间质细胞	类固醇
雌激素			
雌二醇	E_2	卵巢、胎盘	类固醇
雌三醇	E_3	卵巢、胎盘	类固醇
黄体酮	P	卵巢、胎盘	类固醇
人绒毛膜促性腺激素	hCG	卵巢、胎盘	糖蛋白
促胃液素		消化道、脑	17 肽
缩胆囊素	CCK	消化道、脑	33 肽
促胰液素		消化道、脑	1　27 肽
心房钠尿肽	ANP	心房	28 肽
褪黑激素	MT	松果体	胺类
前列腺素	PG	全身各种组织	脂肪酸衍生物
1，25 - 二羟维生素 D_3	1，25 -（OH）$_2$ - D_3	肾脏	胆固醇衍生物

1. 含氮激素

（1）胺类　如肾上腺素、去甲肾上腺素、甲状腺激素等。

（2）肽类　如胰高血糖素、神经垂体激素、胃肠激素、降钙素等。

（3）蛋白质类　如胰岛素、甲状旁腺激素和腺垂体激素等。

除甲状腺激素外，含氮激素容易被消化酶分解而破坏，因此临床应用含氮激素一般需注射，不宜口服。

2. 类固醇（甾体）激素　包括肾上腺皮质激素（如皮质醇、醛固酮）与性激素（如雌激素、孕激素、雄激素）。胆钙化醇（维生素 D_3）、1，25－二羟维生素 D_3 也归此类。类固醇激素不容易被消化液破坏，临床应用既可以注射也可以口服。

3. 脂肪酸衍生物　主要指甘烷酸类，这类物质主要来源于细胞膜的膜磷脂，广泛分布于机体许多组织中，主要通过旁分泌或自分泌影响局部组织和细胞的活动。前列腺素属于脂肪酸衍生物。

二、激素作用机制及一般特征

（一）激素的作用机制

激素作为化学信使物质，与靶细胞上的受体结合后把信息传递到细胞内，进而产生生物学效应，发挥调节作用。主要经历 4 个环节：受体识别、信号转导、细胞反应、效应终止。

1. 含氮激素的作用机制（第二信使学说）　研究表明含氮激素作为第一信使，到达靶细胞后，先与细胞膜上的特异性受体结合，激活鸟苷酸调节蛋白（G 蛋白），继而激活细胞膜上腺苷酸环化酶（AC），在 Mg^{2+} 存在条件下，腺苷酸环化酶催化 ATP 转变成环－磷酸腺苷（cAMP）。cAMP 作为第二信使，继续激活胞质中无活性的蛋白激酶等功能蛋白质，从而诱发靶细胞生理功能的改变，如腺细胞分泌、肌细胞收缩、膜电位改变等（图 10－1）。

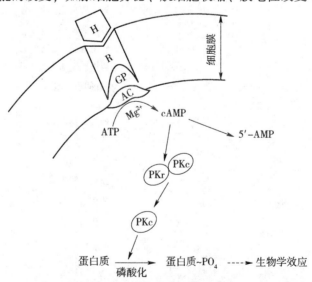

H. 激素；R. 受体；AC. 腺苷酸环化酶；PDE. 磷酸二酯酶；

Pka. 活化蛋白激酶；cAMP. 环－磷酸腺苷；G. 鸟苷酸调节蛋白

图 10－1　含氮激素的作用机制示意图

除了 cAMP 外，第二信使还有环 – 磷酸鸟苷（cGMP）、三磷酸肌醇（IP$_3$）、Ca^{2+}、前列腺素、二酰甘油（DG）等。

2. 类固醇激素的作用机制（基因调节学说） 类固醇激素分子量较小、脂溶性高，容易通过细胞膜扩散进入细胞内，与胞质内受体结合成激素 – 胞质受体复合物。该受体复合物发生变构，获得穿过核膜的能力，进入细胞核内与核内受体结合，形成激素 – 核受体复合物，再与染色体的非组蛋白的特异位点结合，启动或沉默该部位的 DNA 转录，促进或抑制 mRNA 生成，诱导或减少某种酶蛋白的合成，而产生相应的生物学效应（图 10 – 2）。

类固醇激素的作用主要通过调节靶细胞 DNA 转录实现的，故把这一作用机制称为基因调节机制，又称基因调节学说。

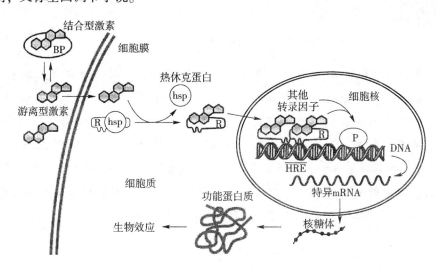

S. 激素；R$_1$. 胞质受体；R$_2$. 核受体

图 10 – 2 类固醇激素的作用机制示意图

（二）激素作用的一般特征

各种激素对靶细胞所产生的调节效应不尽相同，但在发挥调节作用的过程中，具有以下共同特征。

1. 激素作用的特异性 激素选择性地作用于特定的靶细胞、靶组织、靶器官，称为激素作用的特异性。这种特异性作用的本质是由于激素与靶细胞特异性受体结合而发挥作用的。各种激素的作用范围存在很大差异，有些激素仅局限作用于较少的特定目标，如促甲状腺激素，只作用于甲状腺；有些激素作用范围遍及全身，如生长激素、胰岛素、甲状腺激素等。

2. 激素作用的高效性 生理状态下血液中的激素含量甚微，一般在 nmol/L 或 pmol/L 数量级。当激素与受体结合后，细胞内发生一系列的酶促反应，经逐级放大，可形成效能极高的生物放大效应。因此，当体内某种激素稍有不足或偏多，便可引起相应生理功能明显异常，临床上称为该内分泌功能减退或亢进。

3. 激素的信息传递作用 在激素对靶细胞调节过程中，激素并不产生新的信息，也不提供靶细胞反应所需要的能量，只是将调节信息传递给靶细胞，使细胞原有的生理生化活动增强或减弱。因此，激素是在细胞间传递信息的信使媒介。

4. 激素间的相互作用 各种激素间可以相互影响、相互调节，主要表现如下。

（1）协同作用 如生长激素、肾上腺素、糖皮质激素、胰高血糖素等都可使血糖升高，在升高血糖效应上协同作用。

（2）拮抗作用 当一种激素的作用对抗或减弱另一种激素的作用时，称为激素间的拮抗作用。如胰岛素具有降低血糖作用，胰高血糖素具有升高血糖的作用，二者相拮抗。

（3）允许作用 某些激素本身并不能对某些器官、组织或细胞直接产生作用，但它的存在是另一种激素的发挥作用的必要条件，称为激素的允许作用。如糖皮质激素并不能使血管平滑肌收缩，但只有它的存在，去甲肾上腺素才能更有效地发挥收缩血管的作用。

拓展阅读

荷尔蒙

源于希腊文的 hormone，音译为"荷尔蒙"，即激素，希腊文原意为"奋起活动"。1953年，法国的巴纳德通过研究动物胃液，发现了肝脏具有多种不可思议的功能。1880年，德国奥斯特瓦尔德从甲状腺中发现大量含碘物质，可以调节甲状腺功能。1901年，日本的高峰从牛的副肾提取一种调节血压的物质，起名为肾上腺素。1902年，英国生理学家斯塔林和贝里斯发现了"促胰液素"，并给此类物质起名为"激素"（荷尔蒙）。激素的分泌量极微，但调节作用极明显。许多激素制剂及人工合成产物（如生长激素、胰岛素等）已广泛应用于临床治疗和农业生产。

第二节 下丘脑与垂体

下丘脑不仅是重要的神经中枢，还是重要的内分泌调节中枢。下丘脑的一些神经元兼有神经元和内分泌细胞的作用，它们可将从中枢神经系统其他部位传来的神经活动电信号转变为激素分泌的化学信号，起换能神经元的作用，即以下丘脑为枢纽，把神经调节与体液调节紧密联系起来。

下丘脑与垂体在结构与功能上的联系非常密切，可视作下丘脑－垂体功能单位，包括下丘脑－腺垂体系统和下丘脑－神经垂体系统两部分（图10-3）。

一、下丘脑－腺垂体

（一）下丘脑－腺垂体系统

下丘脑与腺垂体之间并没有直接的神经联系，但存在特殊的血管系统，即垂体门脉系统。垂体上动脉的分支在下丘脑的正中隆起及漏斗柄上部形成初级毛细血管网，然后汇集成几条垂体长门脉血管进入垂体，并再次形成次级毛细血管网，这些血管结构称为垂体门脉系统。下丘脑促垂体区的神经元合成和分泌的调节肽，由神经末梢释放进入初级毛细血管网，再进入次级毛细血管网，作用于腺垂体，调节其分泌活动。此功能单位被称为下丘脑－腺垂体系统。

扫码"学一学"

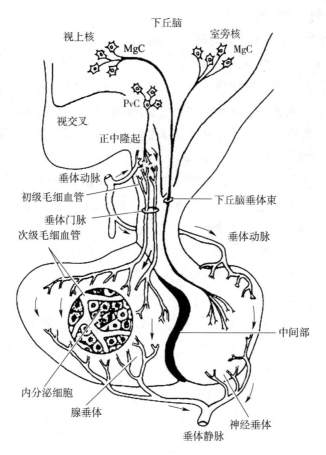

1. 单胺能神经元；2、3、4、5. 下丘脑各类肽能神经元

图 10 - 3　下丘脑与垂体的功能联系示意图

由下丘脑促垂体区肽能神经元分泌的能调节腺垂体活动的肽类物质，统称为下丘脑调节肽。目前已发现的下丘脑调节肽主要有九种（表 10 - 2）。

表 10 - 2　下丘脑调节肽的种类、化学性质及其作用

种类	化学结构	生理作用
促甲状腺激素释放激素（TRH）	3 肽	促进促甲状腺激素释放，也能刺激催乳素的释放
促性腺激素释放激素（GnRH）	10 肽	促进黄体生成素、卵泡刺激素的分泌
促肾上腺皮质激素释放激素（CRH）	41 肽	促进促肾上腺皮质激素的分泌
生长抑素（GHRIH）	14 肽	抑制生长素的分泌
生长素释放激素（GHRH）	44 肽	促进生长素的分泌
催乳素释放因子（PRF）	肽	促进催乳素的分泌
催乳素释放抑制因子（PIF）	多巴胺	抑制催乳素的分泌
促黑激素释放因子（MRF）	肽	促进促黑激素的分泌
促黑激素释放抑制因子（MIF）	肽	抑制促黑激素的分泌

（二）腺垂体

腺垂体是人体最重要的内分泌腺，其分泌的 7 种不同的激素：生长激素、催乳素和促黑（素细胞）激素和促甲状腺激素、促肾上腺皮质激素、卵泡刺激素、黄体生成素。

1. 生长激素　属于蛋白质激素，种属特异性显著，也是腺垂体内分泌量最多的激素。

（1）生长激素的生理作用

1）促进生长发育　生长激素能促进机体生长发育，尤其是促进骨骼和肌肉的生长。生长激素可刺激骨骺生长，并调节成人的骨转换。人在幼年时期若生长激素分泌不足，则出现生长停滞，身材矮小，称为侏儒症。人在幼年时期生长激素分泌过多，则生长过度，身材高大，称为巨人症。人在成年时期若生长激素分泌过多，由于骨骺已闭合，长骨不再生长，但肢端的短骨、骺端、头面骨可出现宽厚生长，形成手足粗大、下颌突出和内脏器官增大等现象，称为肢端肥大症。

2）促进物质代谢　生长激素有促进蛋白质合成，加速脂肪分解和升高血糖的作用。生长激素可促进氨基酸进入细胞，加快蛋白质合成，尤其是肝外组织蛋白质的合成；促进脂肪分解，加速脂肪酸的氧化分解，使组织特别是肢体的脂肪量减少；抑制外周组织对葡萄糖的摄取与利用，减少葡萄糖的消耗，升高血糖水平。如果生长激素分泌过多，可导致血糖升高和血中脂肪酸和酮体的增加，引起垂体性糖尿病。

（2）生长激素分泌的调节

1）下丘脑对生长激素的分泌调节　生长激素的分泌受到下丘脑生长素释放激素与生长抑素的双重调节（图10-4）。通常情况下，下丘脑生长素释放激素占优势，在应激情况下生长激素分泌过多时，生长抑素才发挥显著的抑制作用。生长激素水平升高时，还可以通过负反馈抑制下丘脑生长素释放激素和腺垂体生长激素的分泌。

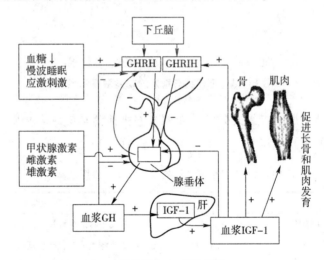

+ 表示促进；- 表示抑制

图10-4　生长素分泌的调节示意图

2）其他调节因素　①代谢。能量供应的缺乏、血中某些氨基酸和脂肪酸的增加，如低血糖、运动、应激反应，都能引起生长激素分泌增多。②睡眠。人在觉醒状态下生长激素分泌较少，在睡眠状态下尤其是慢波睡眠，生长激素分泌显著增加，转入快波睡眠，生长激素分泌减少。③某些激素。甲状腺激素、雌激素、睾酮能促进生长激素分泌。在青春期，血中雌激素或睾酮浓度增高，可使生长激素分泌明显增加，引起青春期生长发育加速。

2. 催乳素　是一种蛋白质激素，平时在血液中的含量比较低，妊娠与哺乳期显著升高。

（1）催乳素的生理作用

1）对乳腺的作用　催乳素促进乳腺生长发育，引起并维持成熟乳腺泌乳。女性在青春期，乳腺的发育主要与雌激素、孕激素、生长激素、糖皮质激素、甲状腺激素及催乳素等多种激素共同作用有关，但以雌激素和孕激素为主。在妊娠期，催乳素、雌激素和孕激素分泌增多，使乳腺进一步发育成熟，具备泌乳能力，但此时血中雌激素和孕激素浓度过高，抑制催乳素的泌乳作用。分娩后，血液中雌激素和孕激素浓度显著降低，催乳素才发动并维持乳腺泌乳。

2）对性腺的作用　催乳素可刺激黄体生长素受体的生成，促进排卵与黄体生成，促进雌激素和孕激素的分泌。催乳素能促进男性前列腺与精囊的生长，促进睾酮合成增多，促进性成熟。

3）参与应激反应　在应激状态下，血液中催乳素、促肾上腺皮质激素和生长激素的浓度同时增加，是机体应激反应时腺垂体分泌的主要激素之一。

（2）催乳素分泌的调节　催乳素的分泌受下丘脑催乳素释放因子与催乳素释放抑制因子的双重调节，通常以催乳素释放抑制因子的抑制作用为主。哺乳期，婴儿吸吮乳头反射性地增加催乳素的释放，促进乳腺分泌乳汁。

3. 促黑（素细胞）激素　促使黑色素细胞合成黑色素，使皮肤与毛发等处的颜色加深。促黑激素的分泌受下丘脑促黑激素释放因子和促黑激素释放抑制因子的双重调节，通常情况下，促黑激素释放抑制因子的抑制作用占优势。

4. 促激素

（1）促甲状腺激素　主要作用是刺激甲状腺滤泡上皮细胞核酸和蛋白质的合成，促进甲状腺增生，促进甲状腺激素的合成和分泌。

（2）促肾上腺皮质激素　主要作用是刺激肾上腺皮质束状带细胞增生、合成，促进糖皮质激素分泌。

（3）促性腺激素　包括卵泡刺激素与黄体生成素。卵泡刺激素，促进女性卵泡发育成熟，分泌雌激素；在男性体内促进精子生成。黄体生成素，促进排卵、黄体生成、雌激素分泌；在男性体内刺激睾丸间质细胞分泌雄激素。

二、下丘脑－神经垂体

（一）下丘脑－神经垂体系统

下丘脑与神经垂体有直接的神经联系。下丘脑视上核和室旁核细胞的轴突下行至神经垂体，形成下丘脑－垂体束，构成了下丘脑－神经垂体系统。神经垂体不含腺细胞，不能合成激素，但能贮存与释放两种激素——血管升压素（抗利尿激素）和催产素。这两种激素由下丘脑的视上核和室旁核等处合成，经长轴浆运输至神经垂体，在适宜的刺激作用下，由神经垂体释放进入血。

（二）神经垂体

神经垂体激素贮存与释放的激素有血管升压素与催产素。

1. 血管升压素　大剂量的血管升压素有收缩血管、促进血压升高的作用。生理剂量的血管升压素能增加肾脏远曲小管和集合管对水的通透性，促进水的重吸收，使尿量减少，表现出抗利尿作用，因此又称为抗利尿激素。若抗利尿激素分泌不足，尿量剧增，称为尿崩症。

2. 催产素　化学结构与血管升压素相似，生理作用也有一定重叠。催产素的主要靶器官是乳腺和子宫。

（1）催产素对乳腺的作用　促进乳腺周围的肌上皮细胞收缩，促使具有泌乳功能的乳腺泌乳。催产素也具有营养乳腺的作用，维持其正常泌乳。

（2）催产素对子宫的作用　对非孕子宫的作用较弱，而对妊娠子宫的作用则较强，具有强烈收缩作用。在分娩过程中，胎儿刺激子宫颈可反射性地引起催产素的释放，子宫收缩增强，起到催产的作用。产科常利用此作用诱导分娩（催产）及防止产后出血。雌激素可提高子宫肌对催产素的敏感性，孕激素则相反。

扫码"学一学"

第三节　甲状腺

甲状腺是人体最大的内分泌腺，正常成年人重约20g。甲状腺滤泡壁上皮细胞可以合成和释放甲状腺激素。甲状腺激素是调节新陈代谢与生长发育的重要激素。另外，在甲状腺滤泡与滤泡上皮细胞之间还有滤泡旁细胞，又称 C 细胞，可以分泌降钙素，主要参与钙、磷的稳态和骨代谢的调节。

一、甲状腺激素的合成与代谢

甲状腺激素主要包括四碘甲腺原氨酸、三碘甲腺原氨酸和反 – 三碘甲腺原氨酸（rT_3），化学性质均是酪氨酸的碘化物。其中 T_4 的分泌量远比 T_3 多，约占血液中甲状腺激素总量的90%，但 T_3 的生物学活性是 T_4 的约 5 倍，是甲状腺激素生理作用的主要形式。反 – 三碘甲腺原氨酸含量极少，并不具有甲状腺激素的生物活性。甲状腺激素的合成与代谢过程如下（图 10 – 5）。

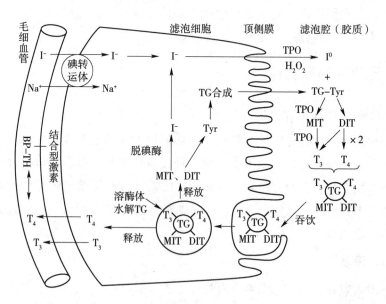

图 10 – 5　甲状腺激素的合成与代谢

（一）甲状腺激素的合成

碘和酪氨酸是甲状腺激素合成的主要原料。人体所需的碘主要来源于食物，每天摄入碘 $100 \sim 200\ \mu g$，其中约 1/3 进入甲状腺。因此，甲状腺和碘的代谢关系密切。甲状腺激素合成的基本过程分为三个步骤。

1. 腺泡聚碘　甲状腺腺泡上皮细胞具有摄取与聚集碘的能力。甲状腺内 I⁻ 浓度比血中 I⁻ 高 30 倍，另外甲状腺滤泡上皮细胞静息电位为 –50 mV，因此，腺泡上皮细胞聚碘是通过逆电化学梯度进行的主动转运过程，这个过程称为碘捕获。

2. 碘的活化　由腺泡上皮细胞摄取的 I⁻，在过氧化酶的催化下成为活化碘，只有活化碘才能与酪氨酸残基结合。

3. 酪氨酸的碘化和甲状腺激素的合成　活化碘替代甲状腺球蛋白分子中酪氨酸残基上氢原子，生成一碘酪氨酸残基（MIT）和二碘酪氨酸残基（DIT），这个过程称为酪氨酸的碘化。一分子 MIT 和一分子 DIT 缩合生成 T_3，两分子 DIT 缩合生成 T_4。

（二）甲状腺激素的贮存、分泌、运输与代谢

1. 贮存　甲状腺球蛋白上的 T_3、T_4 以胶质形式贮存于腺泡腔内。激素在腺泡腔内（腺泡上皮细胞外）贮存量很大，可供机体利用 50～120 天。

2. 分泌　在腺垂体促甲状腺激素的作用下，腺泡上皮细胞吞引含有 T_3、T_4 的甲状腺球蛋白胶质小滴，形成胶质小泡。胶质小泡与溶酶体融合，甲状腺球蛋白被水解并释放 T_3、T_4 入血。

3. 运输　血液中 T_3、T_4 有 99% 以上是与血浆蛋白结合的形式存在，极少量呈游离状态，二者可以互相转化。游离型的甲状腺激素主要是 T_3，只有游离型才能进入组织细胞，发挥生物学效应。

4. 代谢　血浆中 T_4 的半衰期为 7 天，T_3 的半衰期为 1.5 天。T_3、T_4 约80% 经脱碘降解，20% 由肝降解再随粪便排出。肝脏、肾脏、骨骼肌都是甲状腺激素代谢的主要部位。

二、甲状腺激素的生理作用

甲状腺激素作用广泛，主要作用为调节机体的新陈代谢，促进生长发育。

（一）调节新陈代谢

1. 调节物质代谢　①糖代谢。甲状腺激素促进小肠黏膜对葡萄糖的吸收，促进糖原分解和糖异生，增强胰高血糖素、肾上腺素等激素的升糖作用；同时促进外周组织对糖的利用，降低血糖。因此，甲状腺激素既有升高血糖的作用，也可降低血糖，具有调节的双向性。但总体上升糖作用大于降糖作用，因此，甲状腺功能亢进患者血糖升高，甚至产生糖尿。②蛋白质代谢。正常生理情况下，甲状腺激素促进蛋白质的合成。甲状腺激素分泌不足时，蛋白质合成减少，组织间隙中黏蛋白增多，形成黏液性水肿。当甲状腺激素分泌过多，则促进蛋白质的分解。因此，甲状腺功能亢进的患者肌肉消瘦无力。③脂肪代谢。甲状腺激素既能促进脂肪合成，也可以加速脂肪代谢，总的效应是分解大于合成。甲状腺激素还降低血胆固醇水平。因此，甲状腺功能亢进的患者，血中胆固醇含量低于正常人。

2. 调节能量代谢　甲状腺激素能增加大多数组织的耗氧量，增加产热量，提高基础代谢率，尤其是心脏、肝脏、骨骼肌及肾脏。当甲状腺功能亢进时，患者基础代谢率增加，体温偏高，容易出汗，体重下降。

（二）促进生长发育

甲状腺激素是促进机体生长发育必不可少的激素，尤其对于胎儿和新生儿脑的发育，

它与生长激素协同调控幼儿的生长发育，促进长骨与牙的生长。先天性甲状腺发育不全的患儿，脑和长骨发育障碍，出现明显的身材矮小、智能低下，称为"呆小症"。

（三）其他

甲状腺激素可提高中枢神经系统的兴奋性。因此，甲状腺功能亢进的患者常出现烦躁不安、易激动和失眠多梦等症状；而甲状腺功能低下患者可能出现反应迟缓、记忆力减退、思睡等症状。甲状腺激素可作用于心肌细胞，使心搏加快、心肌收缩能力加强，心输出量增加。甲状腺激素还可以促进胃肠运动和消化腺的分泌功能。另外，甲状腺激素对于维持生殖功能也有一定影响。

三、甲状腺功能的调节

（一）下丘脑-腺垂体-甲状腺轴的调节

1. 下丘脑-腺垂体对甲状腺功能的调节　下丘脑释放的促甲状腺激素释放激素，通过垂体门脉系统作用于腺垂体，促进腺垂体合成和分泌促甲状腺激素。TSH 刺激甲状腺细胞增生，腺体增生，刺激甲状腺激素的合成和分泌。如寒冷刺激的信息到达中枢，使 TRH 分泌增多，进而促进腺垂体分泌 TSH，使甲状腺腺体增生，甲状腺激素合成增加（图10-6）。

2. 甲状腺激素的反馈调节　血液中游离 T_3、T_4 水平，对腺垂体 TSH 的合成与分泌有负反馈调节作用（图10-6）。血液中 T_3、T_4 水平升高时，负反馈抑制腺垂体分泌 TSH，使 T_3、T_4 水平降低。

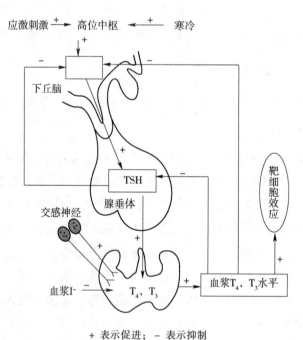

图 10-6　甲状腺激素分泌调节示意图

（二）甲状腺激素的自身调节

甲状腺根据血液中碘的供应情况，调节自身对摄取、利用碘及分泌甲状腺激素的能力，称为甲状腺的自身调节。当外源性碘不足时，甲状腺增强聚碘作用，维持 T_3、T_4 的释放量不会减少。当外源性碘增加时，T_3、T_4 合成增多，但当碘超过一定限度后，T_3、T_4 的合成速度反而下降，这种高碘阻断现象称为 Wolff – Chaikoff 效应。临床上常用大剂量碘抢救甲状腺危象的患者。

（三）自主神经对甲状腺功能的影响

甲状腺受交感神经和副交感神经的双重支配。交感神经兴奋促进甲状腺激素的合成与释放；副交感神经兴奋抑制甲状腺激素的合成与释放。

第四节　胰　岛

扫码"学一学"

胰岛细胞主要分为 A 细胞、B 细胞、D 细胞和 PP 细胞等。A 细胞约为 20%，分泌胰高血糖素；B 细胞为 60%~70%，数量最多，分泌胰岛素；D 细胞约为 5%，分泌生长抑素；PP 细胞数量很少，分泌胰多肽。

一、胰岛素的作用及分泌调节

胰岛素是含有 51 个氨基酸残基的小分子蛋白质。胰岛素在血中半衰期只有 6 分钟，主要在肝脏内灭活。

（一）胰岛素的生理作用

胰岛素是促进物质合成、代谢。

1. 调节糖代谢　胰岛素促进组织（特别是肝、肌肉组织）对葡萄糖的摄取和氧化，促进肝糖原和肌糖原的合成；抑制糖原分解和糖异生。胰岛素通过增加血糖去路，减少血糖来源，来降低血糖。胰岛素是调节血糖的重要激素之一，也是体内唯一能够降低血糖的激素。

2. 调节脂肪代谢　胰岛素促进脂肪合成，抑制脂肪分解，减少血中脂肪酸的含量。当胰岛素缺乏时，脂肪分解增加，血脂升高，血液中酮体增多，引起酮血症与酸中毒，甚至昏迷。

3. 调节蛋白质代谢　胰岛素通过多种方式促进蛋白质合成，抑制蛋白质分解。胰岛素缺乏时，蛋白质合成不足，分解加强，导致机体抵抗力下降，身体消瘦。

（二）胰岛素分泌的调节

1. 血糖浓度的调节　血糖浓度是影响胰岛素分泌的最重要的因素。当血糖浓度升高时，胰岛素的分泌增多，从而降低血糖浓度；当血糖浓度降低时，胰岛素分泌减少，血糖回升。这种负反馈，对维持血糖稳态起着重要的作用。血液中氨基酸浓度升高时，也可以促进胰岛素的分泌。

2. 激素的调节　胰高血糖素可直接刺激胰岛素分泌，也可以通过升高血糖来刺激胰岛素分泌。促胃液素、促胰液素、抑胃肽等胃肠激素具有促进刺激胰岛素分泌的作用。甲状腺激素、生长激素、糖皮质激素等通过升高血糖间接促进胰岛素分泌。

3. 神经调节　胰岛受交感神经和副交感神经的双重支配。副交感神经兴奋时，可直接促进使胰岛素分泌，也可通过刺激胃肠激素间接促进胰岛素分泌；交感神经兴奋可抑制胰岛素的分泌。

二、胰高血糖素的作用及分泌调节

（一）胰高血糖素的生理作用

胰高血糖素的主要作用是升高血糖。促进肝糖原分解和糖异生，可以明显地升高血糖浓度；促进脂肪分解及脂肪酸的氧化，使血中酮体增多；还具有促进蛋白质分解和抑制蛋白质合成的作用。

（二）胰高血糖素分泌的调节

血糖浓度是影响胰高血糖素分泌的最重要因素。当血糖升高时，可抑制胰高血糖素的分泌；反之，则促进胰高血糖素分泌。胰岛素可直接或间接促进胰高血糖素的分泌。

胰高血糖素的分泌受神经系统的调节。交感神经兴奋时，促进胰高血糖素分泌；副交感神经兴奋时，抑制胰高血糖素分泌。

第五节　肾上腺

扫码"学一学"

肾上腺由皮质和髓质组成，两者在胚胎发生、细胞结构和功能等方面各不相同，是两个独立的内分泌腺，但两者也存在一定的联系。

一、肾上腺皮质激素的作用及分泌调节

肾上腺皮质由球状带、束状带和网状带 3 部分组成。球状带主要分泌盐皮质激素，如醛固酮；束状带主要分泌糖皮质激素，如皮质醇；网状带分泌少量性激素，也可分泌少量的糖皮质激素。

（一）糖皮质激素生理作用

糖皮质激素作用是十分广泛的，对物质代谢、应激反应以及多个器官组织都具有重要的作用。最初糖皮质激素因具有显著升高血糖的作用而得名。

1. 对物质代谢的影响

（1）糖代谢　糖皮质激素能促进糖异生，升高血糖；对胰岛素具有拮抗作用，减少葡萄糖的利用，使血糖升高。糖皮质激素分泌过多或长期服用此类药物，可导致血糖升高，甚至出现糖尿。

（2）蛋白质代谢　糖皮质激素促进肝外组织（尤其是肌肉）蛋白质的分解，抑制蛋白质的合成；并促使氨基酸转移到肝脏，增加糖异生。糖皮质激素分泌过多或长期服用此类药物，可导致肌肉消瘦、骨质疏松、生长迟缓、淋巴组织萎缩和创口愈合延缓等。

（3）脂肪代谢　糖皮质激素促进脂肪分解，增强脂肪酸在肝内氧化，促进糖异生。但对不同部位的脂肪组织作用不同，增强四肢脂肪分解，增强面部、躯干的脂肪合成，故糖皮质激素分泌过多或长期过多服用此类药物，导致四肢消瘦、躯干发胖的"向心性肥胖"特殊体形。

（4）水、盐代谢　糖皮质激素抑制抗利尿激素的分泌，增加肾小球滤过率，促进肾脏排水，并具有较弱的保钠、排钾作用。肾上腺皮质功能不全者，排水能力显著下降，严重时可致"水中毒"，适量补充糖皮质激素可缓解。

2. 在应激反应中的作用　当机体遇到有害刺激如创伤、中毒、感染、饥饿寒冷和精神紧张等时，促肾上腺皮质激素分泌急剧增多，生成大量糖皮质激素，产生的一系列反应称为应激反应。引起应激反应的刺激统称为应激刺激。应激反应可以增强机体抵御有害刺激的耐受力，维持生存。

一定剂量的糖皮质激素具有抗炎、抗过敏、抗毒及抗休克等药理作用。

3. 对其他器官组织的影响

（1）对血细胞的影响　糖皮质激素促进骨髓造血，使血液中红细胞、血小板的数量增多；促使附着在小血管壁的中性粒细胞进入血液循环，中性粒细胞的数量增多；抑制淋巴细胞 DNA 的合成，减少淋巴细胞数量；增强巨噬细胞吞噬嗜酸性粒细胞的作用，使嗜酸性粒细胞的数量减少。

（2）对循环系统的影响　糖皮质激素能增加血管平滑肌对儿茶酚胺的敏感性（允许作用），有利于维持血压；降低毛细血管壁的通透性，维持血容量。

（3）对消化系统的影响　糖皮质激素能增加胃酸及胃蛋白酶原的分泌，减弱胃黏膜的保护和修复能力。因此，长期大量服用糖皮质激素，可诱发或加剧胃溃疡。

（4）对神经系统的影响　糖皮质激素有提高中枢神经系统兴奋性的作用。

（二）糖皮质激素分泌的调节

糖皮质激素的分泌受下丘脑-腺垂体-肾上腺皮质轴活动的调节（图 10-7）。腺垂体分泌的促肾上腺皮质激素在血液中达到一定的浓度时，可抑制下丘脑肽能神经元的分泌，使促肾上腺皮质激素释放激素的分泌减少，此为短反馈。血液中的糖皮质激素也可反馈作用于下丘脑和腺垂体，抑制促肾上腺皮质激素释放激素和促肾上腺皮质激素的分泌，此为长反馈。

通过反馈的调节，使糖皮质激素在血液中维持相对稳定的水平。糖皮质激素对促肾上腺皮质激素释放激素和促肾上腺皮质激素分泌有负反馈调节的作用，故长期大量使用糖皮质激素类药物时，通过负反馈作用抑制腺垂体分泌促肾上腺皮质激素，可致肾上腺皮质逐渐萎缩、功能减退。若突然停用糖皮质激素，易导致肾上腺皮质功能减退，危及生命。因此，需采取逐渐减量停药或间断补充促肾上腺皮质激素的方法，以防肾上腺皮质发生萎缩。

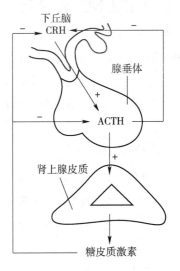

+表示促进；-表示抑制

**图 10-7　糖皮质激素
分泌调节示意图**

二、肾上腺髓质激素的作用及分泌调节

肾上腺髓质主要分泌肾上腺素和去甲肾上腺素。它们都属于儿茶酚胺类激素。

（一）肾上腺髓质激素的生理作用

1. 对心脏血管、内脏及代谢的作用　肾上腺素对心肌作用显著，临床上常作为强心剂；去甲肾上腺素缩血管作用显著，临床上常作为升压药（表 10-3）。

表 10 – 3　肾上腺素和去甲肾上腺素的主要作用

	肾上腺素	去甲肾上腺素
心脏	心率加快，心肌收缩力明显增强，心输出量增加	心率减慢（降压反射的结果）
血管	皮肤、胃肠、肾血管收缩；冠状血管、骨骼肌血管舒张	冠状血管舒张，其他血管均收缩
血压	升高（以心输出量的增加为主）	明显升高（以外周阻力增大为主）
内脏平滑肌	舒张	稍舒张
括约肌	收缩	收缩
糖代谢	血糖显著升高	血糖升高（作用弱）
脂肪代谢	分解	分解

2. 在应急反应中的作用　肾上腺髓质受交感神经节前纤维的支配，交感神经兴奋时，肾上腺素和去甲肾上腺素分泌明显增多。交感神经与肾上腺髓质在结构和功能上的联系，称为交感 – 肾上腺髓质系统。

当机体遭遇紧急情况，如剧烈运动、剧痛、失血、窒息时，交感神经兴奋，肾上腺髓质激素分泌急剧增多，即交感 – 肾上腺髓质系统被激活的全身性反应，称为应急反应。主要表现为心率加快、心输出量增加、肺通气量增加，全身血流重新分配以保证重要器官（如骨骼肌、心肌）的血流量，肝糖原和脂肪分解增加，以保证能源物质的供应等。应急反应提高了机体应对紧急情况的能力。

（二）肾上腺髓质激素分泌的调节

肾上腺髓质接受交感神经节前纤维支配，当交感神经兴奋时，神经末梢释放乙酰胆碱，作用于肾上腺髓质嗜铬细胞上的胆碱受体，促使肾上腺髓质激素的分泌。促肾上腺皮质激素可通过糖皮质激素间接作用于肾上腺髓质，或直接作用于肾上腺髓质，促进髓质激素的分泌。肾上腺髓质激素有负反馈作用。

☞ **案例讨论**

　案例：患者，女，35 岁，因"反复发热、面部红斑"等症状来院就诊，诊断为"系统性红斑狼疮"，于是服用"强地松"治疗。两个月后，面部红斑变淡，私自停药。随后出现全身酸痛、软弱无力、头晕出汗等症状。来院查体后，医生诊断服用糖皮质激素类药物突然停药导致。

　问题：1. 糖皮质激素有哪些作用？长期服用糖皮质激素类药物，突然停药可以吗？

　　　　　2. 突然停用糖皮质激素后，为什么会出现全身酸痛、软弱无力、头晕出汗等症状？

扫码"学一学"

第六节　甲状旁腺素、降钙素和维生素 D₃

一、甲状旁腺素作用及分泌调节

甲状旁腺激素是由甲状旁腺的主细胞分泌的激素，是调节钙、磷代谢的重要激素。

（一）甲状旁腺激素的生理作用

甲状旁腺激素主要作用是升高血钙、降低血磷，是维持血钙和血磷水平稳态的重要激素。

1. 对骨的作用 甲状旁腺激素可促进破骨细胞的作用，加速骨的溶解，促进骨钙入血，升高血钙水平。临床上甲状腺手术时，若不慎切除甲状旁腺，可致严重的低钙血症、手足抽搐、呼吸肌痉挛，甚至窒息。

2. 对肾的作用 甲状旁腺激素促进远曲小管对钙的重吸收，抑制近曲小管对磷的重吸收，使血钙升高、血磷降低。

（二）甲状旁腺激素分泌的调节

血钙浓度是调节甲状旁腺激素分泌的主要因素，是一种负反馈调节。血钙浓度降低，则甲状旁腺激素分泌增多；血钙浓度升高，则甲状旁腺激素分泌减少。另外，血磷升高也可以促进甲状旁腺激素分泌。

二、降钙素作用及分泌调节

降钙素由甲状腺滤泡旁细胞（C 细胞）分泌。

（一）降钙素的生理作用

降钙素主要作用是降低血液中钙、磷水平。

降钙素抑制破骨细胞的作用，减少骨的溶解；促进成骨细胞的作用，增加成骨过程，降低血钙水平。此外，降钙素抑制肾小管对钙、磷的重吸收，增加钙、磷排出量，降低血液中钙、磷水平。

（二）降钙素分泌的调节

调节降钙素分泌主要因素是血钙浓度。血钙浓度降低，则降钙素分泌减少；血钙浓度升高，则降钙素分泌增多。此外，胰高血糖素和某些胃肠激素（如胃泌素、促胰液素、缩胆囊素）可以促进降钙素的分泌。

三、维生素 D_3 的作用

维生素 D_3 又称为胆钙化醇，可以从食物中获取或在体内合成。维生素 D_3 无活性，需要先在肝内转化为 25 - 羟胆钙化醇，在肾内进一步转化为 1，25 - 二羟胆钙化醇，才具有生物活性。1，25 - 二羟胆钙化醇可以促进小肠上皮细胞对钙、磷的吸收，从而升高血钙和血磷。幼年时缺乏维生素 D_3 可导致佝偻病。

第七节　性　腺

一、雄激素的合成及主要作用

1. 雄激素的合成 睾丸间质细胞分泌的雄激素主要有睾酮、双氢睾酮（DHT）等，其中睾酮的生物活性最强，属于类固醇类激素。正常青年男子每天分泌 4～9 mg 睾酮，其中绝大部分与血浆蛋白结合，只有 2% 是游离状态。睾酮主要在肝内被灭活，最终随尿排出。

2. 睾酮的生理作用

（1）促进男性生殖器官的生长发育　睾酮能促进前列腺、阴茎、阴囊、尿道球腺等的生长、发育，并维持成熟。

（2）促进副性征的出现　进入青春期，睾酮分泌增加，男性机体出现一系列变化，如嗓音低沉、喉结突出、体毛生长呈男性型分布、骨骼粗壮、肌力增强等男性第二性征。另外，睾酮也有维持正常性欲的作用。

（3）维持生精　睾酮进入曲细精管，促进精子的生成。

（4）对代谢的影响　睾酮促进体内蛋白质的合成，尤其是肌肉、骨骼内的蛋白质合成。因此，青春期的男性身体出现显著的生长发育。

（5）对红细胞生成的影响　雄激素可以促进肾脏促红细胞生成素的生成，或直接刺激骨髓造血功能，促进红细胞的生成。

二、雌激素和孕激素的合成及主要作用

（一）雌激素

雌激素主要由卵巢的卵泡和黄体分泌，妊娠期的胎盘也可分泌雌激素。人体分泌的雌激素主要是雌二醇，属于类固醇激素。

雌激素主要的生理作用是促进女性生殖器官的生长发育和副性征的出现，并维持其正常状态。此外，雌激素对代谢也有显著的影响。

1. 促进女性生殖器官的生长发育　雌激素促进女性生殖器官生长发育，尤其对子宫的作用。雌激素可以促进子宫内膜增厚，子宫动脉和腺体增生；促使子宫颈分泌稀薄的黏液，利于精子的通过。此外，雌激素可以促进输卵管的运动，刺激阴道上皮细胞分化、合成大量糖原，创造阴道酸性环境以抵抗细菌入侵等作用。

2. 促进副性征的出现　在女性青春期，雌激素促使乳腺发育，刺激乳腺导管和结缔组织增生；使女性机体出现脂肪和毛发呈女性型分布、音调变高等一系列女性副性征，并维持此状态。

3. 对代谢的影响　雌激素促进蛋白质的合成，加速机体生长发育；刺激成骨细胞的活动和钙盐的沉积，加速骨骼的生长及骨骺的愈合；降低血浆胆固醇；增加醛固酮的分泌，促进水钠潴留。

（二）孕激素

孕激素主要由卵巢内的黄体产生。孕激素主要作用于子宫，在胚泡着床和妊娠维持的过程中发挥重要作用，在雌激素作用的基础上发挥作用。

1. 对子宫的作用　在雌激素协同作用下，促使增生的子宫内膜进一步增生变厚，子宫腺体增生并分泌，为胚泡着床做准备；降低子宫平滑肌的兴奋性，防止子宫收缩，维持妊娠；使子宫颈黏液变稠，阻止精子进入。

2. 对乳腺的作用　促进乳腺腺泡发育，为分娩后泌乳做准备。

3. 产热作用　促进机体产热，升高基础体温。由于体温在排卵前较低，而排卵后升高0.5℃左右，临床上将这一基础体温的变化作为判断排卵日期的标志之一，也可以作为选择避孕方法的参考。

本章小结

1. 内分泌系统的主要功能是参与人体的体液调节。

2. 由内分泌腺或内分泌细胞合成分泌的化学物质称为激素。人体内的激素主要分为含氮激素和类固醇激素。

3. 调节神经系统发育最重要的激素是甲状腺激素，其合成原料主要是碘和酪氨酸；如果食物中长期缺碘可导致甲状腺肿大。

4. 调节血糖浓度最重要的激素是胰岛素，它是由胰岛 B 细胞分泌的；胰岛素分泌不足可导致糖尿病。

? 思考题

1. 激素作用的一般特征性是什么？
2. 生长激素的生理作用是什么？
3. 地方性甲状腺肿的发病机制和原因是什么？

（李峰　张莉）

扫码"练一练"

参考文献

[1] 朱大年，王庭槐. 生理学［M］.8 版. 北京：人民卫生出版社，2013.

[2] 朱文玉，田仁，孔晓霞. 人体生理学［M］. 北京：北京大学医学出版社，2008.

[3] 朱大年. 生理学［M］. 北京：人民卫生出版社，2009.

[4] 白波，高明灿. 生理学［M］. 北京：人民卫生出版社，2009.

[5] 贺伟. 人体功能知识基础（上册）［M］.2 版. 北京：人民卫生出版社，2016.